リラクセーション反応

著　ハーバート・ベンソン
　　ミリアム・Z・クリッパー

訳　中尾睦宏
　　熊野宏昭
　　久保木富房

星和書店

Seiwa Shoten Publishers

2-5 Kamitakaido 1-Chome
Suginamiku Tokyo 168-0074, Japan

Updated and Expanded

The Relaxation Response

by

Herbert Benson, M.D.

With Miriam Z. Klipper

Translated from English

by

Mutsuhiro Nakao, M.D.

Hiroaki Kumano, M.D.

Tomifusa Kuboki, M.D.

日本の読者の皆様へ

この度二一世紀を記念して改定した私の本を、中尾先生、熊野先生、久保木先生が翻訳されることをとても誇りに思います。私は二五年前に『リラクセーション反応』を出版し、ストレスを軽減するための簡単で効果的な心身医学的アプローチについて解説したのですが、この本は瞬く間にベストセラーになりました。今まで、何百万人もの人が、このリラクセーション反応の秘訣を学び、高い受講料を支払ったり、薬局や病院の薬に頼る必要がなくなりました。この心身医学的アプローチは全米で大成功をおさめ、『リラクセーション反応』は、ストレスの有害作用を治療する本として、多くの医療従事者や専門家が薦める権威書となりました。

私は日本の多くの方が、アメリカ人と同様にさまざまな仕事、家庭、教育、経済等に関連したストレスを受けていることを承知しています。また、日本では我が国と比べて精神科や心療内科に受診することの抵抗感が強いとも聞いております。この改定本を読むことで、日本の方々がセルフケアの重要性について気づきを深め、既存の医療をより有効に活用するお手伝いになると私は信じています。

アメリカ合衆国マサチューセッツ州ボストンにて
ハーバート・ベンソン

はじめに――どうしてこの本があなたの人生に大切なのでしょう……

患者が医師を受診する理由の六〇%から九〇%はストレスが関連しています。この「リラクセーション反応」は、いろいろな病気に起きるストレスの有害な作用を軽減します。例えば、

- 不安
- 軽度もしくは中等度のうつ
- 怒りや敵意
- 高血圧
- 不整脈
- 痛み
- 月経前症候群
- 不妊
- 更年期の顔面紅潮
- 不眠
- 過敏性腸症候群

・その他多数のストレス関連病

などが挙げられます。

何百万人ものアメリカ人が、有名雑誌（タイム、グッドハウスキーピング、ファミリーサークルなど）の書評を通じて「リラクセーション反応」を読んできました。この本はまた、全米ネットのテレビ番組（トゥデイショウ、グッドモーニングアメリカ、ナイトラインなど）で放映され紹介されてきました。あなたは「リラクセーション反応」という心と体を使った簡単なテクニックを家にいながら身につけることができます。また、そのテクニックをどんな場所でも使うことができるのです。リラクセーション反応は大きな副作用もなく、祈り、瞑想、リラクセーションなどの価値を日常生活で再確認させてくれます！

ハーバート・ベンソン

ミリアム・Z・クリッパー

この本を三八年間連れ添った妻マリリンに捧げる。

目次

序章　新版刊行に寄せて

この本『リラクセーション反応』が一九七五年に初めて刊行されたとき、ベトナム戦争とそれに伴う文化の変化が大きく影を落としていました。そのわずか二年前には、最高裁判所が婦人の妊娠中絶権を法的に認める決定を大論争の末に下しました。エイズが発見されたのはその六年後のことです。体外受精の先駆けとなった最初の試験管ベイビーがこの頃誕生しました。カリフォルニアでは、最初の市販型コンピューターであるアップルコンピューターを二人の発明家が車庫で作っていました。彼らの目には、ファックス機器や携帯電話の普及といった未来像がぼんやりと写っていたことでしょう。

実のところ、最初に『リラクセーション反応』の中で心身相関について解説した当時の状況と今日の世界とは大きく異なっています。三〇年前の当時、ハーバード大学の医師や研究者にとって、ストレスが健康障害の原因であるという考えを基にして、心を集中させる技法が身体に良いことを示す研究を発表することは、科学に反する異説でした。しかしながら、私はこの説を追い求める固い決意をし、自ら医学研究を進めることで真実と真実でない部分を明らかにし、既存の医学常識を覆してきました。

今日の社会では、心と体に様々な密接な関係があることは当然だと思われています。科学者は脳の機能が身体症状の出現にどのように関連するか熱心に研究しています。今や何百万人ものアメリカ人が『リラクセーション反応』を定期的に練習しています。例えば、ヨーガ講習は満員になっていますし、陸上選手はイメージトレーニングをしていますし、人々は瞑想したり祈りを捧げるために家の中で心落ち着く場所を作っています。

心身相関の理解は確かに進んできましたが、この『リラクセーション反応』二五周年記念改定版は現在なお必要とされている本です。心身医学は確かに非常に発展しましたが、他の科学に比べもっと対等に扱われるべきですし、西洋医学のパートナーとしてもっと尊重されなくてはなりません。この本の真のメッセージは過去二五年にわたって科学的に証明されてきました。しかし、医学と社会は、心身医学領域に存在するこの治療の源泉をもっと活用しなくてはいけません。

私たちの周りは大きく変わってきています。経済はよりグローバルになり、国の障壁はなくなろうとしています。しかし、そのことにより医学の常識も変わらなくてはならないことに気づく必要があります。今日、簡単な治療法の発達により要求が高まり、もっと便利な診断装置や特効薬を求めるあまり、大事な常識を踏み外そうとしています。私たちは、外科的な方法だけで命が救えると期待し、もし駄目だとしても、次の画期的な科学的発見を期待しています。心身医学的治療法が通常の病気の大半に有効であることが証明されているにも関わらず、私たちは痛みや苦痛を和らげるためリラクセーションやストレス対処法を使おうとしません。安易に薬棚に走ってしまうのです。

私たちの体は進化し、驚くほど信頼性の高いものとなりました。私たちは何日もそして何年も、呼吸し、考え、動き、生活することができます。その体は、例えストレスを浴びたり油の多い食事ばかりとっていても、運動を怠ったり十分な夜の睡眠をとらなくても、決して狂うことなく機能してくれます。身体内部の信じられないような精巧な技術に私たちが支えられていることは明白です。

残念なことに、私たちは依然として他人から施される治療、すなわち研究室で開発された薬や、医学的な外科処置などに必要以上に頼りすぎていますし、自然に持つ自己治癒力を信頼していません。言い換えると、相変わらず、伝統医学であるなしに関係なく、ある治療法が使えるのか、ある治療者に相談できるのかということに強い関心を持っているのです。例えば、心臓と心、肺と希望、筋肉と信じる気持ちといったように自分の中にある体と心が自分自身を支え続けているのにも関わらず。

三本脚の椅子

皆さんが潜在的な自己治癒力に気がつかないのは残念ですが、私はそのことで逆にやる気が起きてきます。私が常に抱いている目標は、セルフケア的な方法と伝統的な健康法のバランスをとることです。内科的、外科的治療は適切に用いられたときはすばらしい役割を果たし、生命を救います。しかしながら、セルフケアはそれ自体がもともと非常に効果的なものです。リラクセーション反応の練習、ストレス対処、規則的な運動、正しい食事、そして治ると信じる気持ちはすべて、私たちが治癒していく上で大切な役割を果たしています。

私は、将来の医学は三本脚の椅子のように頑丈なものになると思っています。その三本脚の椅子とは、薬、手術や医学的処置、そしてセルフケア的方法の三つの治療方法がバランスのとれた状態を意味します。医学は、患者が抱える問題の六〇%から九〇%をセルフケアでカバーするのが理想的でしょう。私たちは必要に応じて、薬を服用したり手術を受けたりすることができます。この三つの脚は、それぞれ不可欠なものです。

ここまで述べた将来像を頭に入れて、過去二五年間に新たに進展したことについて述べてみたいと思います。歴史を少し振り返ることで、あなたは『リラクセーション反応』がどのように登場し、この本の知見が心身の研究やリラクセーション反応を実践する何百万人もの人に何をもたらしたか理解することができます。あなたはまた、二一世紀の医療を完全なものにするため、しなくてはならないことがまだたくさんあることに気づくでしょう。

まず最初に

三五年前、私がまだ駆け出しの循環器内科医だった時、血圧が高い患者、つまり無症状だけど心臓病になる危険性のある高血圧症の患者に一つの傾向があることに気づきました。私が薬を処方するとしばしば、患者がめまいやふらふら感を訴えたのです。それは薬が血圧を下げるときに生じる副作用でした。患者は私が処方した薬のため、気持ちが快方に向かうどころか、いらいらする避けることのできない副作用に苦しんでいたのです。

私はこのことに悩みました。既存の治療方法に従うと過剰投与をすることになるのです。もともと無症状の人を、薬の副作用で苦しめ、その薬を死ぬまで服用させないといけなかったのです。私はすぐに自分の患者が特別なケースでないことに気づきました。これらの訴えは高血圧の治療を受ける患者に共通の症状でした。

診察室で測定すると、患者の血圧が自分の家で測定した数値や他の場所で測定した数値より高くなる現象がしばしば生じることは知られていました。しかし、この血圧の食い違いを説明できる医学文献は十分でなく、そのことに関して私の同僚は誰も困っていないようでした。

私は、患者が緊張のため神経過敏になり、診察室で誤って高い血圧を示すのではないか、そしてストレスと高血圧の間に何らかの関連があるのではないかと考えました。それは今日では当たり前の考えですが、当時は高血圧が国民の主要死因に大きな影響を与えていたにも関わらず、高血圧症に潜むこの「緊張」という言葉を手がかりに、ストレスと血圧上昇の関連を研究する医学者は誰もいませんでした。

身体からわかれた心

同僚は、私のそのような主張をおかしいと言いました。というのも私たちの時代は、一七世紀の数学者デカルトが提唱したように、心と体は明確に分離したものだという教育を受けていたからです。デカルトの考えに従い、西洋科学はこの心身分離モデルを疑うことなく用いてきました。心身医学と呼ばれる脚光を浴びなかった研究領域を除き、一九世紀の西洋科学は、身体的な問題が精神や感情の動きに左右され、ストレス現象が医学的に大きな影響を与えるという発想ができなかったのです。

しかし、私は自分の考えを捨てませんでした。私は当時、ボストン市民病院にあるハーバード大学医学部のソーンダイク記念研究室で、循環器内科の研究と診療に取り組んでいました。私は臨床の仕事を中断して母校のハーバード大学医学部に戻り、生理学教室の研究員になりました。ハーバードの中でも教育熱心なことで知られ、数々の画期的な生理学研究を行って尊敬されていたA・クリフォード・バーガー先生の指導を受け、私はストレスと高血圧の関連について研究を始めたのです。

私たちは、サルが自分で血圧を上昇させたり低下させた時に褒美を与え、その血圧調整が成功すると明かりの色で合図をする動物実験を行いました。ついに私たちは、明かりの色を正確に示すだけで、サルが自分の血圧を調整できるよう訓練することに成功しました。サルたちは自分の脳の力だけで血圧レベルを調節したのです。私たちはその研究成果を専門科学誌の *American Journal of Physiology* に一九六九年に発表しました。

超越瞑想

そうするうちに、私の発見は「超越瞑想」をする修行者たちの興味を引きました。彼らは瞑想中に自分たちの血圧が下がると信じていましたが、その意見を発表したり正当化するすべを知りませんでした。彼らは自分たちを研究するよう私に依頼してきました。当時、ハーバードでは私の立場は強くなかったので、アメリカ社会から異端な文化として見られていたグループと関わり合いになることには乗り気でなく、この修行者たちの申し出を最初は断りました。しかし、この瞑想者たちはあきらめようとせず、根負けした私は「よしやってみよう」と決断し、密かに彼らの研究を始めました。

アービンにあるカリフォルニア大学では、ロバート・ケイス・ワレスが博士論文の一環として、超越瞑想者を対象に同じ実験をしていました。私たちはお互いの仕事を知ってから共同研究をするようになりました。データをいくつかとったところ、得られた事実には疑問の余地がないことがわかりました。瞑想をするだけで、その修行者たちは心拍数、代謝率、呼吸数の低下という私が後に『リラクセーション反応』と名づける驚くべき身体変化を起こしたのです。彼らの血圧は、瞑想の前後では大きな変化がなかったのですが、瞑想を始めると直後に急激に血圧低下する傾向が全体としてありました。その低下した血圧は瞑想中ずっと維持されていました。のちに私たちは、この低下した血圧はリラクセーション反応により一般的に引き出すことのできる健康に良い性質のものであることを証明しました。今ではこの瞑想者たちにとても感謝してます。彼らはこれらの成果を導き、実験結果に関係なく常に医学の進歩のため研究に協力してくれました。

「闘争か逃走かの反応」との関連

驚いたことに、同僚と私が超越瞑想をする人々の研究をしたまさにその建物その部屋は、かの有名なハーバード大学の生理学者ウォルター・B・キャノンが数十年前「闘争か逃走かの反応」を発見した場所だったのです。当時この反応を知らなかった人々にとって、その発見はまさに革命でした。闘争・逃走反応は、現代の人類が進化の過程で、俊敏な身体的生存本能をいかに獲得したか、洞察する手がかりとなりました。哺乳類はストレスに反応する身体能力を生まれつき保有し、その能力は生存のために進化したという理論をキャノンは打ち立てました。ストレスの多い状況におかれると、私たちの体は、アドレナリンとノルアドレナリン、またはエピネフリンやノルエピネフリンと呼ばれるホルモンを分泌し、心拍数、呼吸数、血圧、代謝率、そして筋肉への血液流入量を増加させ、戦うか逃げるかに適した体の状態を作るのです。

私たちの研究によると、逆もまた真実でした。生体を身体的に安らぐ状態に人工的に導くことが可能で、私はその状態を『リラクセーション反応』と名づけました。実は私たちの祖先は、闘争・逃走反応と同じように重要なもう一つの生存メカニズム、すなわち自分で体を癒し回復させる能力を伝承したのです。現代では、不安や緊張はしばしば必要以上に私たちに闘争・逃走反応を引き起こしているので、これからは間違いなくリラクセーション反応がより大切になってきます。規則正しくリラクセーション反応を練習することで、神経系の過剰反応による心臓や生体のダメージを予防し、治すことができるのです。

実際、私たちはいつもそんなに心を駆り立てる必要はなく、もっと静かに心を見つめていればよいのです。心を見つめている間は、瞑想をしていようが、後で述べる精神活動の繰り返し練習をしていようが、体は劇的に心拍数、呼吸回数、もともと高い血圧、代謝率を低下させます。それは闘争・逃走反応のまさに逆の効果なのです。

基本要素

闘争・逃走反応が現代生活のストレスに満ちた状況の下で必ず誘導されるように、リラクセーション反応は超越瞑想法に限らず、様々な方法を使って引き起こすことができると私たちは考えました。超越瞑想の技法から、私たちはリラクセーション反応を引き起こすであろう四つの基本要素をまず取り出しました。

① 静かな環境

②心を向ける対象……音、言葉、文、または祈りを無言でまたは静かな声を出して繰り返してみる、またはひとつの物を一心に見つめてみる

③受け身の態度……その方法がうまくいくか心配せず、雑念が起きても流れにまかせて集中した状態に戻ることだけ心がける

④楽な姿勢

私たちは後に、心を向ける対象と受け身の態度の二つの要素が特に必要なことを明らかにしました。ある人は騒々しい通りでジョギングをしていてもリラクセーション反応を起こしています。ジョギングをする人は、雑念が起きた時、集中し続けようと思うだけで自分の集中状態に戻ることができます。古代から、多くの信仰者が祈りやその唄を繰り返してきましたが、それはリラクセーション反応を起こす練習でもあったのです。宗教のない人や特定の宗教にこだわらない人でも同じく簡単に、そして常に、リラクセーション反応の練習によって身体的な変化を起こすことができます。実際、リラクセーション反応は、ヨーガや気功、散歩や水泳、あるいは編み物やボート漕ぎといったどんな方法を使っても練習することができます。この反応を練習したい人は、座っていても立っていても構いません。また歌っていても静かにしていても構いません。

同僚と私はリラクセーション反応の研究によって、ストレス、そしてストレスが生み出すアドレ

ナリンとノルアドレナリンの分泌が、西洋医学が理解していた以上に多くの医学的な問題の成因に関わっていることを明らかにしました。リラクセーション反応は高血圧だけでなく、頭痛、心臓の不整脈、月経前症候群、不安、そして軽度か中等度のうつの治療にも有効なことが証明されたのです。

私は患者に『リラクセーション反応』の練習方法を、それぞれの人にとって最も役立つように教え始めました。単語の繰り返し以外にも、それぞれの人に応じて様々な言い回しを薦めました。いくつかここで紹介しますと、カソリック教徒は「敬愛なるメアリー様、多くの幸あれ」と唱えるかもしれないし、ユダヤの人は「イスラエルに耳を傾けよ」と言うかもしれないし、プロテスタントの人は「神に召される我らが主よ」と言うと落ち着くかもしれません。イスラム教徒は「イスラム」と繰り返せばよいし、ヒンズー教徒はただ呪文を唱えればよいでしょう。宗教に関係のない人は「愛、平和、平穏」など心に響く言葉、文、音に集中するよう指導しました。子供の頃に学んだ文がとりわけ有効で、例えば愛する親や家族のもとにいるような平穏で守られた感じを呼び起こすことが分かりました。このようにして、私たちは、どのようなタイプの人でも自分自身の信じるものや価値をもとに「リラクセーション反応」を練習できることを目の当たりにしたのです。

リラクセーション反応の練習法

私は最新本『無限の癒し…信じることの力と生物学的側面』（シュライブナー社、一九九六年）の中で、マーグ・スタークとともにリラクセーション反応を練習するための手順を改定しました。二〇数年に渡り、驚くべき身体能力を確かに理解しようとし続けた結果、リラクセーション反応の練習には以下の二つの重要なステップがあることを明らかにしました。

①言葉、音、文、祈り、または筋肉活動の繰り返し。
②日常の雑念がやむを得ず頭に浮かんだときは受け身のまま考えを流し、自分が行っている繰り返しに戻ること。

長年、私が患者に教え自分でも使ってきた一般的な方法を紹介しますと、

①自分が強く信じているものから、集中する単語、短い文、または祈りなどの言葉を選ぶ
②楽な姿勢で静かに座る
③目を閉じる
④自分の筋肉を足先からふくらはぎ、太もも、腹、肩、頭、首という順番でリラックスさせる
⑤ゆっくりと自然に呼吸をし、息を吐くのと同時に集中する単語、音、文、祈りの言葉を静かに

つぶやく

⑥ 受け身の態度を心がける。うまくやろうと焦ってはいけない。他の考えが浮かんだときは、「そう大丈夫」と自分に言い聞かせ、そっと繰り返しに戻る

⑦ 一〇分から二〇分繰り返す

⑧ 終わってもすぐに立ち上がらない。目をつむったまま約一分間静かに座り続け、この時は雑念を気にせず自由にものを考える。それから目を開けもう一分してから立ち上がる

⑨ 一日一、二回練習する。適した時間は朝食前と夕食前である

運動をしているときにリラクセーション反応を練習することもできます。もしあなたがジョギングや散歩をしているのなら、地面を踏む足のリズムに「右、左、右、左」と注意を払えばよいでしょう。余計な考えが浮かんだときは、「そう大丈夫」と言い、「右、左、右、左」を繰り返します。もちろん目は開いていてください！　同じように、水泳をする人は水をかくテンポに、サイクリングをする人は車輪の音に、ダンスをする人は音楽のビートに、それ以外の人も呼吸のリズムに集中することができます。

ベストセラー

『リラクセーション反応』の基本メッセージはあっという間に脚光を浴びました。初版は二、三週間で『ニューヨークタイムズ』のベストセラーランキングのトップに跳ね上がりました。本は何カ月もベストセラーランキングに載ったのです。心を静かにし体に安らぎを与える集中技法をやさしく解説したこの本は約四〇〇万部売れ、一三の外国語に翻訳され、医療専門家が推薦する回数が最も多いセルフケアの本となりました。今回この本が改定されるまで旧版は第三八版まで出版されました。

どうしてこの本が画期的だったのでしょう。まとめると、二〇世紀になるまでは、医師が患者に提供できた治療は科学的に証明されたものがほとんどなかったため、自分で体を治すという心の力に頼るしかありませんでした。しかし一八〇〇年代中頃に細菌の存在が明らかにされてから、西洋医学に人体の新しい知識が入り、この状況に変化がおきました。それから一九二〇年代と一九三〇年代にインスリンとペニシリンがそれぞれ発見され、ソークのワクチンが一九五〇年代に開発され、一九六〇年代には一九九〇年代のハイテク医学につながる数多くの新しい発見がなされました。『リラクセーション反応』が出版された頃は、西洋の医師や患者の頭にセルフケアの考えがまったく入っていなかったのです。当時私たちは、昔の患者が自分しか頼れず、重い怪我や病気の治療を「神の手」に委ねるしかなかった古い時代を超えようと、やっきになっていたのです。急速に細菌とウイルスの理解が進み、薬、手術、X線機器、病変を的確に診断し治療する様々な革新技術が開発され、私たちは医学が提供できる新しいものすべてに虜になったのは不思議ではありません。

薬が肺炎や結核といった病気を消失させ、麻酔で手術が可能になった時代には、心身医学は不必要と考えられていました。一九七五年には、医学は第三の脚であるセルフケアの長所をほぼ完全に見失ったのです。「こんなにすばらしい内服薬や医療技術があるときに何故、自分で問題を処理する必要があるのか」と考えていたのです。私たちは薬と手術に完全に依存しました。これらの治療法は例え有効でないときでも、数々の副作用と医療費の増大が起きることに触れないまま使われていったのです。

その結果、医師患者関係に悪影響が出始めました。治療は余りにも効果的だったので、医学専門家は治療こそ患者に必要なものすべてだと信じていました。しかし患者はその医学の考えがどうもしっくりこないことに最初から気づいていて、自分たちの症状が非人間的に扱われることに憤りました。ついには、医者は検査をしたり診断名をつけるため、医学的に都合の悪い問題は割り引いて考え、患者を「二〇七号室の胆石」と呼ぶことが当たり前になったのです。新しい検査や治療に専心し、費用がどんなに上昇しても医療を提供しないといけないプレッシャーを受け、医師は患者とじっくり話して病気の人間的な側面を学ぶ時間を奪われていったのです。

心と体の分離の橋渡し

『リラクセーション反応』が出版されたのは、技術への過度の信頼、増大する医療コスト、徐々に悪化する医師患者関係などが問題となっていた状況下でした。さまざまな角度から、この本は広がる亀裂を橋渡しするためのロープを投げました。この本は、簡単な科学用語を使い、同僚と私が医学専門誌に発表した研究をもとにして、西洋科学者と患者の双方が納得できる意味のある内容を心がけながら、心と体の関連を一つずつ丁寧に説明しました。心と体は西洋文化が決めつけていたほど相反するものではないことが分かるようにしました。

最初に投げたロープは、大きな溝の橋渡しとなりました。東洋と西洋は融合し、科学と毎日の体験が意味のある形で結合可能となりました。多くの場合、それは実際に結合したのです。亀裂はつながり、大きな溝に橋がかかりました。しかしながら、真の進歩、すなわち伝統医学の考え方の見直しは、私が期待したようには進みませんでした。私と同僚の仕事はすでに多くの人たちを助け、その成果に大変満足していました。その一方で、もし大学の医学界が世間と同じように私たちの成果を歓迎してくれたら、患者とその治療費に与える効果はもっと大きかったことでしょう。

世間の熱狂

一九七五年にこの本が刊行されて数週間もたたないある日、私は実家のボストンからニューヨークまで出張しました。すると、私の本が五番街の本屋の最前列に山積みされているのを見かけ大変驚きました。振り返ると、私が最初に驚いたのは執筆依頼が来たときでした。ビル・アドラー出版というハワード・コッセルなど著名な作家がいることで有名な出版社から電話があり、私の研究をまとめて本にすると面白いと言ってきました。しかしながら、私たちは誰も『リラクセーション反応』が世間から好評を得るとは思っていなかったし、その後の医学ベストセラー作家（バーニイ・シーゲル、ノーマン・カジンズ、ディーパック・チョプラ、アンドリュー・ワイル、ディーン・オーニッシュなど）の先駆けとなるとは予想もしませんでした。

バーバラ・ウォルターズはＡＢＣテレビ番組の「グッドモーニング・アメリカ」で私にインタビューし、『リラクセーション反応』の成功に大きな役割を果たしてくれました。ウォルターズ嬢のインタビューでリラクセーション反応の練習法を教えるため、医学生の試験答案の採点を中断しなくてはならなかったことを今でも覚えています。ハーバード大学の人間が私の仕事に対して間違った評価をしないようにとても慎重に対応していたので、内心ではメディアに注目されることに当惑し心配をしていました。

全国のメディアに注目されることが私の人生に影響を与えるとは思っていませんでした。『リラクセーション反応』の読者が熱狂的な支持者となり熱心な宣伝係になるとは想像できなかったのです。この本により、高血圧患者の血圧を下げ、偏頭痛など様々な痛みがある人の苦痛を和らげ、人々に祈ることの大切な意味を知らせることができました。『リラクセーション反応』が多くの人々の生活に大きな影響を与えたので、見知らぬ人でも用件を話す時、まるで私が大切な友達のように挨拶してきました。

私が頼りにしたのは、同僚と私の研究から得られた客観的で科学的な証拠でした。医学に大きな変化をもたらしたその研究は、他の研究者が薬や医療技術向上の影響を調べる際に使う同じ方法を用いて、綿密に心の影響を調べました。私はいずれ三本脚の椅子モデルが統合され、薬、手術、セルフケアが同じように適切に用いられていくだろうと信じていました。当時、私は医療を変化させることがこれほど骨の折れる戦いになろうとは思っていませんでした。

単なるプラセボ効果

私たちの成果に対する批判として最も言われた議論は、リラクセーション反応は普通の（常に誤解される）プラセボ効果を再観察しただけだという指摘でした（訳者注：プラセボ＝偽薬を本物と信じ込んで服用すること）。言い換えると、同僚と私が臨床患者から発見した身体変化は、自己暗示による「すべて患者の頭で作ったもの」だと批判されたのです。患者は自分の血圧が下がると信じることで、成功することができます。言い換えると、リラクセーション反応を信じることが成功に必要な条件であり、人々は自分が良くなると想像して良くなっただけだと批判されたのです。

しかし、そのことは人間対象のすべての科学実験に同じくあてはまることでした。患者が良くなると信じるとき、例えば彼らが薬を服用していると思っているが実際には砂糖でできた錠剤などのプラセボが与えられていても、三〇％以上の人が実際に改善することが以前から研究者の間で知られていました。患者を治療群とコントロール群に無作為に振り分ける試みが、西洋医学を皮切りに第二次世界大戦後からなされ、多くの新薬の実験がこの方法で行われています。それ以来、プラセボ効果は科学実験のやっかいな要素となり、ある意味、医学の黒い羊となったのです。

私は同僚以上に、リラクセーション反応がプラセボ効果によるものだという解釈には納得していなかったので、その反応が全く異なる身体状態であることを証明するために一生懸命取り組みました。私は何百冊もの科学書を読み、プラセボ効果がいかにして様々な医学の発展に関与してきたか調べました。

そうして私は他の研究者と共同で、リラクセーション反応の成功は、プラセボ効果によるものではないと発表しました。リラクセーション反応は、患者が信じる信じないに関係なく効果があったのです。私たちの研究で、心に集中するときや、雑念が起きても集中状態に戻ろうとするときに発生する一連の身体変化が、科学的医学水準（測定、再現、予測が可能かという検証）を満足することを明らかにしました。一方プラセボ効果は、予測や再現が不可能なものでした。

しかしながら、私たちの研究では、プラセボ効果も治療の五〇％から九〇％の影響を与えていました。私の恩師の一人であるヘンリー・K・ビーチャーの一九五五年の報告書によると、このプラセボ効果は従来の報告より二倍から三倍の影響があることが分かりました。そして私はこの結果を一九七五年に*Journal of the American Medical Association*（*JAMA*）に、一九七九年に*New England Journal of Medicine*に掲載しました。皮肉なことに、私たちがあんなにリラクセーション反応から遠ざけようとしたプラセボ効果が、実は埋もれていた価値ある医学財産であることが判明したのです。

ビーチャー博士によると、長年の研究報告のうち、研究が成功した理由の三〇％はプラセボ効果によるそうです。私たちの研究で、プラセボ効果は小さなやっかいものではなく、最も注目すべき価値があることが明らかになりました。実は、進化によって、私たち一人ひとりの中には、治癒能力が生まれつき授かっていたのです。それは、ほとんどいつでも使うことのできる医療資源です。プラセボ効果というと医学では否定的な反応と受け止められてしまうので、それを避ける意味で、私はその効果を「思い起こした健康感（Remembered wellness）」という名に変えました。思い起こした健康感は治療効果を信じることで刺激されます。

信じる要素

私は経験から、信じる気持ちが（多くの人には宗教的な信仰心を意味するかもしれませんが）、伝統医学が不可欠なのと同じく、臨床医療から切り離すことができないことを理解しました。信じる気持ちは患者の生活の中心であり、健康の実質的な中心になるものです。

私の患者の八〇％は、リラクセーション反応の練習の際、集中する手段として祈りを選びます。このため、私は患者に祈りを教える医者という奇妙な立場に立ちました。もちろん私は最初から意図してこうしたのではありません。患者の宗教の拠り所はその人の年齢や医学的な状態によって様々でしたが、患者は宗教的な信仰心が治癒にいかに役立つか示してくれました。

思い起こした健康感（プラセボ効果）は、リラクセーション反応の有効性を強固なものにしました。私はこれら二つが合わさった相補的な影響力を「信じる心の因子」と呼び、続本『リラクセーション反応を超えた無限の癒し…信じる気持ちとその生物学』の中で詳細に論じました。

慈善活動家ローレンス・S・ロックフェラーは、信じる心の因子や信仰心を核とした一般的な信じる気持ちが、あらゆるタイプの治癒に役立つことに関心をもち、私たちが主催したすべての宗派の聖職者のための会合のスポンサーになりました。参加者は信じる心の因子というメッセージを各宗教団体に持ち帰り、信者はリラクセーション反応と思い起こした健康感の満足いく効果を受けることができました。有名な投資家ジョン・テムプレトン卿は、私にジョン・テムプレトン財団のアドバイザーにならないかと誘ってくれました。そこで私は多くの医師、自然科学者、聖職者、歴史家、そして将来計画の立案者と出会いました。彼らは皆、神と信仰心という偉大な力の研究に専念していました。私はこの二人の人物に深く感謝します。彼らの支援により、今後同僚と私は宗教的信念、治ると信じる気持ち、そして精神性について更なる理解を深めるでしょう。

教会と政府、宗教と科学が混同されるのを恐れる風潮がアメリカ文化にはあります。同僚と私はこの問題を、患者に自分で選んでもらうことで避けてきました。患者にリラクセーション反応の練習を教えるとき、私たちは患者が宗教的か宗教的でない方法のどちらを好むか尋ねました。それによって彼らの宗教的信念（これはとても深いことがしばしばありました）を医学的な治療設定に組み込むことができたし、自分は無宗教と考える患者を怒らせることもありませんでした。私たちは患者を落ち着かせ、自分に合った方法を自由に選べるようにしました。そして患者は、選んだ方法が自分にとって意味深く魅力的なものならば、ますますやる気をもって定期的に心を集中させる練習を行う傾向がありました。

刊行から一五年

教会から地方団体まで、保養所から専門協会に至るまで、多くの様々なグループから問い合わせが殺到し、同僚と私は医学雑誌、講義、訓練セッション、そして自分たちの続本を通して普及活動を行いました。脳が人体のために何ができるかという関心は非常に強かったので、予約を求める要望に追いつけないことがしばしばありました。医療従事者、聖職者、学校教師のためのプログラムをすぐ開発することもできなかったので、何千人もの患者が直接私たちのクリニックに受診を希望しました。

それに比べて大学の医学は、刊行から一五年間、私たちの成果をほとんど受けつけませんでした。私がベストセラーの本を出版したことで多くの人を助けることができましたが、同時にそのことが色々な意味で、西洋科学の考え方を変えるきっかけを失うことになったのです。その本があまりにも一般の人に受けたので、大学では堕落したものだと見なされ、そのメッセージは真摯に受け止められませんでした。私の知る限り、ハーバード大学医学部の教員でベストセラー作家になった人は誰もいませんでした。「ハーバードの医師は大衆向けの本は書かないものだ」と実際に注意されたこともありました。

今でも、アメリカではベストセラー作家になった医師は大学を去るのが通例となっています。しかし、私はこの独特の知的環境が気に入っていたので、ハーバードに残りました。むしろ、医学に真の変化をもたらすためには、そうした大学施設に残るべきだと感じたのです。それは、大衆文化が心身医学の研究をどんなに熱狂的に受け入れたとしても、医学を変える門番となっていたのはハーバードや全国の指導的な教育病院や研究施設だったからです。やがて消えゆくベストセラーの本より、ハーバードにいることによる名声と評判の方が十分な価値があり、心身医学をもっと先に進めることができると考えたのです。

代替医学

民間療法など代替医学を実践していた人々は、私たちの成果によって自分たちの仕事が正当化されると思っていたので、熱心に私を取り込もうとしました。多くの人は実際に、私たちの成果を「代替医学」と一緒にし、服薬と外科処置以外の方法はすべて「代わりのもの」だと信じていました。多くの人は今でも、唯一の正しい医学とは人に与え人に施すものだと信じています。リラクセーション反応の練習は科学的に既に証明された治療法であるにも関わらず、西洋社会が「医学」と認めている服薬や外科処置といった伝統的な方法と一緒にされることはありませんでした。

私は一貫して、代替医学に関わることを拒みました。それにはいくつかの理由があります。第一に、私たちの成果は根拠に基づくもので、西洋科学的な厳しい医学基準を守っているからです。治療や技術はいったん科学的な根拠を得て、査読のある医学雑誌に出版された段階で、「代わりのもの」ではなくなると私は強く主張しています。例えばハーブ療法といった代替療法が、もし根拠に基づき、測定、予測、再現が可能という三つの科学的医学基準を満たせば、「代わりのもの」とは見なしません。

第二に、リラクセーション反応と思い起こした健康感の主な利点は、自分で実施できることです。治療の力は私たち一人ひとりにあります。このように、セルフケアは革新的なもので、伝統的にしろ非伝統的にしろ通常行われる医療とは非常に異なっています。つまり、代替医学は、大部分の効果を薬や外科処置に頼っており、西洋医学が多用するのと同じ方法を用いています。それらの治療法は外からもたらされるもので、自分の内から出てくるものではありません。心身医学は伝統的なそして非伝統的な医学界双方に広く受け入れられなくてはならないと私は信じています。

第三に、代替医学は伝統医学の費用を加算させますが、リラクセーション反応や他のセルフケアの方法はその費用を節約します。心身医学が採用された場合、患者が健康保険機関（ＨＭＯ）に加入する医師に診てもらう回数が減るという研究報告があります。ＨＭＯなどの保険機関では、人数で割った医療費を前払いする方式を採用しているので、このことは支出の節約になります。医学に心身医学的な方法を取り入れるだけで、アメリカの国家財政が毎年何億ドルも節約できるのです。患者が代替医学に飛びつかなければさらに何億ドルもの出費が節約できたことでしょう。

患者が様々な代替医学を使っている主な理由は、患者が伝統医学以外の治療法を信じており、彼らの要求が、医学を支える椅子の最初の二つの脚、つまり服薬と外科処置だけでは満足できないからだと私は考えます。例えば、今日医師は患者一人当たり平均で七分から八分の時間をかけていますが、代替医学を施す人は平均三〇分の時間を各患者にかけています。

さらに、代替医学は「あなたに」してあげるという治療の受容モデルに合っています。私たちは、すべての医学的な問題はすぐ解決されなくてはいけないと思っています。患者は、自分の体にある治療手段を開発し育てるよりも、医療者から次の医療者へ、薬から次の薬へ、処置から次の処置へ、伝統医学から非伝統的な医学へと拠り所を移す傾向があります。

通常の医学や代替医学はその有効性を、プラセボ効果（思い起こした健康感）に頼っている面が実際にあります。患者がアスピリンが頭痛に効くと信じると実際に効果があるように、ハーブが頭痛を楽にすると信じれば効果があるでしょう。プラセボ効果は五〇％から九〇％有効で、どんな方法を選ぼうとも自分が効くと信じていれば効果があります。実際、あなたも私も自分が受ける医療が効くと信じていますし、そうすることで効果が出てくるのです。

通常の医学と代替医学の主な違いは、通常の医学は、病気が大体適応の範囲内にあれば、あなたが信じる信じないに関係なく効果がある点です。あなたはペニシリンが効果があると信じる必要はありません。あなたが信じていようといまいと角膜移植によって視力は回復するでしょう。これは根拠に基づく方法と証明されていない代替的な方法との決定的な違いです。根拠に基づく方法は思い起こした健康感の影響がなくても有効ですが、証明されていない方法はその影響がないと無効になります。

国立健康協会（National Institutes of Health）とその支部である国立相補・代替医学センター（National Center for Complementary and Alternative Medicine）は、非伝統的な医学のもとで行われてきた証明されていない治療法について現在調査をしています。私はこの調査が進むことを望んでいますが、既に証明された治療法、すなわち自分の中にあって自分で実施できる非常に強力な医療資源についてさらに調査が進み、認知されることを強く願っています。

正しい道

これまでの説明でわかっていただけたと思いますが、私は非常に正しい道を歩んできたと自負しています。私は貴重な意見をくれた多くの人に受け入れられてきましたし、反対もされてきました。私は、由緒ある大学の教員であると同時に、まだ新しくて物議をかもしている医学領域の研究者兼代弁者という、二つの役割をバランスをとって進める必要がありました。

私が心身医学に初めて興味をもったとき、そういった物議をかもしている領域に見境なく飛び込むことは得策でないと思いました。私は循環器内科医を続け、大学医学部の教務と委員会の仕事をしながら、自主的に心身医学に関する研究を行いました。一九八八年にやっと、同僚と私はディーコネス病院に心身医学研究所を設立し、本当にやりたかった仕事に全力を注ぐことができました。私は二重生活を送りながら、自分の研究成果を評価の高い一流医学誌に載せてきました。その一方で、同僚と私が心身相関について明らかにしたこのすばらしい情報を、まだ知識のない人々に知らせるため、一般向けの本を書くことにも力を入れました。

私は何年間も、「私が指導した練習」を自分で試さないようにしてきました。もちろん自分の体にも良いことは知っていましたが、決してリラクセーション反応を練習しませんでした。自分がリラクセーション反応を練習することで、客観性を失い「単なる信仰者」と思われることを恐れたのです。やがて齢を取り、痛みを経験するようになって始めて、「もう十分にやった」と自分に言い聞かせ、他人に二〇年間教え続けたアドバイスを自分でも取り入れることにしました。

私は研究者としてこのような態度を取ってきましたが、既存の医学の中で有効なものは極力使うべきだと思っています。実は数年前、私は自分の命を守るために、医学治療を受ける必要がありました。私はエアコンの通風孔に風除けのプラスティックを取り付けようと、よせばよいのに不安定な台所の椅子の上に乗っかって事故を起こしたのです。乗っていた椅子が滑ってしまい、調理テーブルの端に強打して、肋骨を五本骨折しました。肺は穴が空いて虚脱し、胸腔には血液と滲出液が貯まって呼吸困難になりました。出血は止まらず、その圧力でもう片方の肺も虚脱し、まさに死ぬところでした。

幸いなことに、私の妻がその場にいたので救急車要請の電話をかけ、近くのローイ病院に搬送されました。診断後すぐにチューブが肺に挿入されました。血液と滲出液が抜かれ、肺は膨らみ、私は一命を取り留めました。この場合、心の集中技法や他のセルフケアは役に立たなかったでしょう。私に必要だったのはこの外科処置だったのです。この処置は、多くの外科処置が患者を死の痛みからすばやく解放するように、他では到底不可能な速さで私の命を救ってくれたのです。

このことで、私は医療従事者が提供する治療と自分で行う治療のバランスをとる必要性を、個人の体験から説明できるようになりました。運動、ストレスマネージメント、リラクセーション反応の練習、そして自分が治ると信じたことは確かに私の治療を早めました。しかし、私の治癒は、医学専門家による迅速で劇的な治療なしにはあり得なかったでしょう。

高度な瞑想

簡単な瞑想が健康に良いことに興味を引かれた私は、より高度な瞑想も研究したくなりました。つまり、簡単な瞑想を健康に効果的な形に変えることができるのなら、高度な瞑想も強力な治療手段になるのではないかと考えたのです。しかし、例えばチベット僧など、実際に高度な瞑想をしていた人は、科学的な検証や研究に最初は関心をもってくれませんでした。

しかし私はあきらめず、一九七九年に初めてチベット僧の最高指導者である聖僧ダライラマとハーバードで面会し、その後何回も会談を重ねました。私たちは友達となり、僧侶が古来から行っている宗教的儀式と私たち研究チームが行っている方法が、面白いくらい共通点があることについて話し合いました。一九八〇年代に、仲間と私は研究チームを作って、北インドを何回か訪問し、そこに居住していたチベット僧の研究をしました。そこで、私たちのチームは信じられない心身の荒業を目撃しました。修行僧たちは、華氏0度（マイナス一八度）以下、高度一五〇〇〇フィート（四五七〇メートル）以上のヒマラヤ山脈で、ほとんど衣服をまとわないまま健康的な生活を送りながら、高度な瞑想を行っていたのです。

もう一例あげると、僧侶たちが小さな腰布以外は何もまとわず、凍てつきそうな気温に曝されながら、冷たい濡れタオルをかける姿を観察しました。皆さんはこの状況下では、おそらく震えが止まらず、低体温となって死ぬことでしょう。しかし、その僧侶たちは、熱を発生するタイプの瞑想を何年も練習することで驚くべき身体調整能力を身につけていたのです。したがって、この状況を苦にはしませんでした。逆に、数分すると、彼らが生み出した体温が蒸気となり、濡れた冷たいタオルを乾かしました。

僧侶たちはまず自分たちの瞑想を使ってこの偉業を成し遂げ、次に私たちが研究したリラクセーション反応の簡単な方法を使って同じことを成し遂げました。彼らは心を穏やかにし、火または熱が「宇宙に広がる意識」から沸き起こる様子を思い浮かべ、その火や熱が体の中枢血管に流れ込む姿を想像するといいます。彼らは、この火が「邪念に満ちた穢れ（けがれ）」を燃やし尽くすと信じていました。

それから同僚と私が目撃したチベット僧のすばらしい技を少しでも再現しようと、私たちは僧侶が行った「二つのステップ」を患者に教え始めました。一つは、リラクセーション反応を練習し、健康上の見返りを実際に受けることです。もう一つは、心が穏やかな時や、集中して心の扉が開いたとき、自分にとって意味のある成果を思い浮かべることです。もし痛みを和らげたい気持ちがあれば、痛みがない自分の姿を思い描けばよいでしょう。仕事やゴルフコースやテニスコートでうまくいきたいと思っているなら、そういった場所で自分がうまくいっている姿を想像すればよいでしょう。目的が何であれ、これら二つのステップは強力なものです。誰もがリラクセーション反応の恩恵を受け、考えや行動を望ましい方向に変えることで、心のもつすばらしい力を活用できるのです。

最新の知見

バランスの取れた医学的方法を求めて、同僚と私は何千人もの患者を治療し、医学雑誌に多くの研究を発表してきました。私たちは、①リラクセーション反応、②思い起こした健康感、③運動、ストレスマネージメント、栄養管理など他のセルフケア的な方法、の三つの助けを借りることで軽減もしくは無くすことのできる医学的状態は何か、一つずつ明らかにしました。私たちは、いかなる健康障害であっても、ストレスや心身医学的な病態が影響している場合、セルフケアによって効果的な治療ができることを明らかにしました。患者が医療機関を受診する主な訴えのうち、そのほとんどについて、セルフケア的方法を適用するだけでその訴えを軽減したり、治癒させることが実際にできます。私たち皆がもっている無償の治癒能力を活用することで、国全体で控えめに見積もっても毎年五〇〇億ドル以上の無駄な医療支出を節約することができます。

ここでセルフケア的な方法を使えば著しく軽快または治癒する病態をリストアップします。これらはある程度は（ストレスや闘争・逃走反応など）心身関連の原因があったり影響を受けていたりするものです。

- 狭心症
- 心臓の不整脈
- アレルギー性皮膚反応
- 不安
- 軽度もしくは中等度のうつ
- 気管支喘息
- 単純ヘルペス（またはいわゆる喉風邪）
- 咳
- 便秘
- 糖尿病
- 十二指腸潰瘍
- めまい
- 疲労感

・高血圧
・不妊症
・不眠症
・妊娠中のつわり
・神経質
・あらゆる型の痛み（背部痛、頭痛、腹痛、筋肉痛、関節痛、術後痛、首、腕、脚の痛み）
・術後のはれ
・月経前症候群
・関節リウマチ
・癌の悪影響
・エイズの悪影響

私たちが取り組んでいる心身医学の理解をさらに深めるため、ある宗教グループとその精神性に基づく治癒活動について最近研究をしました。キリスト教徒の学者は、宗教的な伝統もあり、服薬や治療を慎むことで知られています。私はギャラップ国際研究所と共同して、キリスト教徒の学者とキリスト教徒でない学者を全米から無作為に選び、何百人ものデータを集め、比較しました。その結果、教会に通うキリスト教徒の学者は、教会に通わない非キリスト教徒の学者に比べて、精神的な習わしを数多く行い、病気になるケースが少なく、普段の生活に対し満足しているという結論を得ました。また、キリスト教徒の学者は、非キリスト教徒の学者と比べて、病院受診や入院回数が同じであるにも関わらず、処方薬の使用量が断然少なかったのです。私たちはこれらの結果から、通常の医学的治療に心身医学的な方法を組み合わせると健康上大きな恩恵が得られるという結論に達しました。

正しいセルフケアの使い方

すべての病気には心身医学的な要素があり、セルフケア的な方法を使えば恩恵を被ります。しかし、あなたはこの本のアドバイスを具体的にどのようにして自分の健康問題に当てはめればよいのでしょうか？

まず医学的な訴えを係りつけの医師に相談することから必ず始めて下さい。そうすれば、適切な時に、必要に応じて薬を服用したり外科処置を受けたりすることが確実にできます。もし緊張型頭痛があるのなら、症状を取り除くため、錠剤や外科処置を用いることなしに心身医学的な手法を使うことが可能です。しかし、もし肺炎を患っているのなら、抗生剤が必要です。もし癌になっているのなら、三本脚の椅子すべて、つまり提供できるあらゆる医療が必要とされます。健康問題や心配について、まず自分の医師に尋ねることが大切なのはその点にあります。そうすれば、とても価値あるこれら三つの手段すべてが自分の治療のために使えるようになります。

係りつけの医師を受診したけれど、自分の状態に効く医学治療がなくてがっかりしたり、医師があまり時間をかけてくれなかったり、自分が非伝統的な治療を信じていたりする場合は、代替医学を考えてもよいでしょう。この方法が手助けになるかもしれません。しかし、治療を信じることが、治癒に大きく貢献することは忘れないで下さい。リラクセーション反応や他のセルフケアの方法を用いることで、あなたは自分自身がもっている健康を生み出す力を認識し、支出を減らすことができるのです。

恐れと罪の意識

実は私たちの多くが、自分で健康管理ができるという考えに恐れを抱いています。私たちは、健康習慣とバランスの取れた生活を身につけるよう努力するより、医師や代替医療を施す人に身をまかせ、彼らの処方や外科処置に頼りたいと思っています。私たちは、良性疾患かもしれない心身症をもつより、どんなに重篤であろうと治療可能な診断名がついた方がよいと思っています。

ある夫人のケースを紹介します。彼女は、脱力感としびれが現れたり消えたりするはっきりしない症状を訴え、その症状が体の複数の場所に出てきたため、多くの医師を受診しました。どの医師も彼女に「ただの思い過ごしです」と告げました。しかし、その言葉は、悪く解釈すると、彼女が想像して症状を作ったように聞こえますし、良く解釈しても、彼女が生活で感じたであろうストレスに体が反応しているという意味になります。

ついにある医師が様々な検査の末、その夫人が進行性の不治の病であることを明らかにしました。しかし、医師がこのことを告げた時、彼女は「ああ、とても安心しました。私はただの思い過ごしだと悩んでいました」と言いました。実は、彼女は「精神的に混乱している」と言われてしまう心気症と診断されているのではないか、医師が自分を見捨て救いの手がなくなるのではないかと心配し、むしろ重病の診断を望んでいたのです。

私たちはこういった場合、「思い過ごし」とは考えません。患者が薬と外科処置だけで治療してもらおうと症状を医師に繰り返し伝えるとき、非常に強い身体のメッセージを送っています。社会全体が余りにも医学の力を頼りにし過ぎており、例え自分自身の中に答えがあるとしても、その外側から解答を探そうとします。しかしセルフケアを実際に行って自分の健康管理ができる患者は、私が今まで説明してきた常識の転換がいかに医学と社会に必要とされているか理解することができます。それは、自分の中で答えを見つける力があるからです。

他方、心身相関を重視し過ぎるのも正しくはありません。癌や心臓病と診断された人は自分がこの状態を招いたと思わなくてはいけないのでしょうか？　もし自分でこれらの進行性の病気を克服できなければ、性格や健康を変えようとする信念が弱いことを意味するのでしょうか？　このような考えに結びつく罪の意識はとても深いものです。

罪悪感をもつ必要はありません。ただバランスの取れた方法を用いて下さい。例えば、心身医学的な要因は癌の経過に影響を与えるかもしれませんが、癌を発生させるという証拠はありません。正しい方法で心身医学的な治療を用いればよいのです。例えば、癌と診断されたとき、心身医学的な治療法を用いますが、化学療法や手術や放射線療法も併用します。そうすれば、何が起こっても、あなたはできる限りのことはしたと納得の上ベッドに休むことができます。あなたはすべての石をきちんとひっくり返し、やるべきことはやったのですから。

転換し始めた常識

時が経ち、ようやく多くの医学専門家が、心身相関には潜在的に大きな力があることを認めてきたようです。私は比較的若い頃に、リラクセーション反応を発見し、さらに思い起こした健康感の力を理解できて良かったと思っています。

少なくともアメリカ人の三分の一が、リラクセーション反応を起こす練習を定期的に実践しています。一九七五年には、その練習を行っている人はわずか七％でした。さらに昔は、瞑想や他の心身アプローチは、全く文化の異なる極端なものでした。今や自分の精神を豊かにする心身医学的な練習は当たり前の考え方です。

一九九〇年代はすばらしい時代でした。今までずっと教えられてきた心と体を人為的に分離するという考え方を仲間と一緒に改め、その心と体の亀裂にロープをかけ渡り始めたのです。一九九二年には私の仕事の栄誉が称えられ、心身医学研究所がハーバード大学の寄付講座として設立されました。この講座は、私がハーバードを退職した後、私の名前をつけて呼ばれることになっています。すばらしいことに、心身医学や精神性に関する履修コースが、あちらこちらの医学校でカリキュラムの一環に組み込まれ、熱心な医師の間ではこの講義が必要だったと喜ばれています。

一九九五年には、もう一つの画期的な成果がありました。世界で最も多くの医学研究費を支給しているアメリカ国立健康協会（ＮＩＨ）が、権威ある専門家を集めた「技術評価会議」に対して、リラクセーションと行動医学的アプローチの評価を委ねたのです。その会議で、リラックス手法はすべての慢性疼痛の治療に取り入れられるべきだという結論に達しました。

一九九八年には、私がアメリカ上院議院と下院議院で証言をしました。そして一九九九年に連邦政府は、私の国会証言などを基にして、全米に心身相関・健康センターを創設する一〇〇〇万ドル以上の予算を国立健康協会に配分する決定をしました。そのセンターは心身医学の研究とトレーニングを行うことになっています。一九九九年の上院財政予算レポートには以下のように報告されています。

「（中略）医療専門家が直面する医学的問題にはストレスが根底から影響を与えており、現在の薬物、外科療法ではストレス関連疾患を十分に治療できないと本委員会は考える。心身医学的治療法、特にリラクセーション反応と患者自身が信じる気持ちを活用する方法は、これらストレス関連疾患を有効に治療している。ハーバード大学医学部の心身医学研究所が、心身相関の研究とその臨床応用の最先端にいると本委員会は認める。この心身医学研究所の研究成果と、心身医学的アプローチが健康と費用削減に与える効果を、本委員会は高く評価する。本委員会は、ＯＢＳＳＲ（行動社会科学研究部門）に対し、先駆的な心身医学研究を行うセンターを設立するよう要請する。心身医学研究センターの設立により、心身医学の効果をもっと目に見える形にし、その科学的基盤をさらに広げ、心身医学的治療などを行う医療専門家を教育・指導するよう求めるものである。（中略）」

私たちの仕事の結果、これら心身医学研究センターが設立されることを誇りに思います。これらの施設は研究のデータ基盤を飛躍的に拡大し、セルフケア的治療がさらに医学に組み込まれるよう導いてくれるでしょう。

今や医師の三分の二が患者に心身医学的治療を薦める時代になりましたが、それでも医療現場は三本脚の椅子のバランスを取るよう心がけなくてはいけません。医学は、病気の原因となる一つ一つの要因やそれを治す一つ一つの錠剤や外科処置を開発するという、要素を分解する行為に終始しています。この分解する方法は確かに大きな長所がありますが、各段階が繋がらないと体の変化は起きないのです。むしろ、多くの段階は分解しない方が自然に理解できます。心身の相関はまさに良い例です。またセルフケアは、栄養からストレスマネージメント、全体の見通し、患者の価値観、信仰まですべての領域を含んだ多くの原理からなっています。健康的な生活を送るための習慣は、これら一連のものが合わさって効果を生むため、段階に分けた治療モデルには当てはまりません。

健康保険の支払い請求はしばしば、この段階に分けたモデルに基づいています。医療提供者は一つ一つの錠剤や手術に対して支払いの請求をしますが、多くの領域にわたるセルフケア治療には請求しません。データを無視し、心身医学的な治療法の潜在的な効果と、支出を削減する効果に着目しないこれらの会社は非常に愚かだと言わざるを得ません。

さらに、大学の医学は構造上変えることが難しい使命をもっています。例えば、医学専門誌の編集者が、投稿された論文の研究手順が科学的であると判断するためには、治療実験がプラセボ治療を用いたグループと対比させて実施されなくてはならないという厳密な基準があります。しかし、そのグループの人たちが持つ治療を信じる気持ちや期待を考慮しなければ、本当に対比したことにはなりません。心身医学は、信じる気持ちが異なれば、得られる結果も異なることを示しています。

従って、研究対象となった人の信じる力を厳密に考慮すれば、過去の研究成果の多くは無効となるし、どうして長年の間、医学研究が同じ結果を再現できなかったのか説明することができるかもしれません。結果が一致しない理由は、私たちの信じる気持ちが影響していた可能性があります。

心身医学研究所

私たちに話を戻すと、心身医学研究所は、リラクセーション反応、信じる気持ちと思い起こした健康感、ストレスマネージメント、運動、栄養そして他のセルフケア的なものが、どのようにしたらあらゆる人の健康に大きく貢献できるかこれからも示し続けるでしょう。また、心と体の亀裂に橋を架け、患者の中にある心身相関と、医療提供者が利用できる他の医療資源とをつなぐ努力も続けていきます。

心身医学研究所は世界のモデルとなっており、セルフケア的な方法の潜在的な力をまとめるための施設です。現在、全米に一四の支部があり、すべての施設が、よりバランスの取れた治療とは何かを患者や医療専門家に教えています。心身医学研究所はまた、次世代の人がセルフケアの価値をもっと理解できるような活動をしています。M・J・ウィルチャーを中心として、小学校、中・高等学校、大学でリラクセーション反応を紹介しており、若い学生がもっと建設的に生活のストレスを対処できるよう支援しています。

私はいつの日か、すべての医師患者関係が、診断と治療の両面で心身医学的な観点をもつことを願っています。担当の医療専門家と患者が一緒になって経験するすべての出来事は、健康を信じる気持ち、不安、希望の影響を十分考慮して見つめていかなくてはなりません。それは、医療経済が求めているからではなく、患者が病気だけでなく心について語っていると医師が感じているからです。科学は私たちにこの事をずっと示してくれたし、心身両面の驚くべき力を明らかにしてきました。私の望みは、科学がさらに発展して、ついには常識を転換させ、自分で治せる大きな才能を私たちが活用できるよう明確に教える段階まで来ることです。そうすれば、多くの医療支出が節約できます。私たちの心と体の健康、幸せ、繁栄にとって、そして私たちの国の経済にとって、これは何とすばらしい処方箋でしょう！

謝　辞

長年にわたり私の同僚を努めてくれた人の大部分は女性でした。彼女たちに感謝の気持ちを捧げます。私たちの研究によると、女性の方が、生活や健康に作用している心身医学的な原理をより良く理解し、活用する傾向があります。この事は、過去しばしば女性患者が「ヒステリー」と呼ばれ、誤った治療がされていたことと関連するかもしれません。

繰り返しますと、私たちの社会がこういった誤った考えを促進しているのです。男性医師はしばしば、女性の方がより良く理解している心身医学的洞察をすることなしに、自分が理解できないことや判断できないことに対して非難します。私たちの研究によると、女性は、信じる気持ちと身体変化が生まれつき繋がっており、また感情と健康が極めて密接に繋がっているのではないかと私には思えるのです。

たくさんの女性医師が、一九七〇年代から九〇年代にかけて医師の資格を取得し、心身医学的な研究を受け入れて各専門領域で応用しています。私は、さらに多くの同僚女性が大学の医学の中でリーダーシップを取り、セルフケアの原理を二一世紀に導入することを期待しています。

私は他の同僚、友人、家族にも感謝します。また良き恩師の先生方に医学を教わったことは幸せでした。彼らは細心の注意を払って患者に接し、人々に手を差し伸べ救うことが医学の本質だと教え、私が駆け出しで物議をかもす道を歩んでいても応援してくれました。ロバート・H・エバート、ローレンス・B・エリス、マーク・D・アシュルは、医師は患者の言うことを傾聴し、その健康増進に生きがいを見出すべきだという、昔からの医学の伝統を守っていました。私の成果を広く世に知らしめるよう勧めてくれたのは、こうしたすばらしい恩師の先生方でした。彼らは、慈善活動家のウイリアム・K・クアズ、ローレンス・S・ロックフェラー、アーマン・シモン、ジョン・M・

テンプレトンらと共に、リラクセーション反応、信頼と信念、そして思い起こした健康感がやがて完全に解明されると激励してくれました。

私の親友であり同僚であったリチャード・フリードマンがスタッフになったのは一九八六年のことでした。フリードマンは臨床・実験心理学と心身医学研究を専門にしていましたが、心身医学研究所の中では革命家でもありました。彼は私たち皆に、ハーバードを超えた影響について考え、木々でなく全体の森を見るよう説きました。フリードマンは「科学の世界はメッセージを受けているところだ。まだ気づいていないかもしれないが、君達は偉大な前進をしているのだ」と言って、私たちの成果をもっと世に広めるよう励ましました。リチャードは科学の世界が変わり始め、彼の偉大な功績により科学の世界が心身の相関を理解していくようになったのを見届けながら、二年前に早すぎる死を迎えました。実はリチャードの功績は、雑誌 Science に三頁にわたって掲載されました。その頁数の多さはこうした一流科学雑誌にとって極めて異例なことです。

また私の家族にもっと感謝しなくてはいけません。何人かの同僚は、最初、私が気が狂ったと思っていました。もし安定した家族生活がなかったら本当にそうなっていたかもしれません。結婚して約四〇年たち、二人の子供を育て、今まで彼女たちの話を聴いてきました。妻と私は今は祖母・祖父になりました。

最後に、私はこの改訂版を書くにあたって特に協力してくれたマーグ・スタークに感謝します。

心身医学研究所についてさらに詳細な情報が知りたい方、私たちのテープやビデオテープを購入希望の方、私たちのトレーニングプログラムについて知りたい方、近くに当研究所の関連施設がないか探したい方は、私たちのインターネットアドレス www. mindbody. harvard. edu または mbmi. org で情報を提供しています。

二五年前は、このようなインターネットアドレスなど訳が分からなかったし、ウェッブ・サイトというインターネットアドレスの用語すら辞書に載っていませんでした。誰も知らなかったのです。おそらく次の二五年後も、誰も予想がつかないものが現れるでしょう。そして二〇二五年までに、またその先も、内科や外科といった医学は大きく変わっていくことでしょう。しかし、心と体の相関、信じる気持ち、自己治癒力という限りない変化を起こす事のできる力は私たちの中に変わることなく存在し続けます。そう永遠にです。

二〇〇〇年
アメリカ合衆国マサチューセッツ州ボストン
ハーバート・ベンソン

第一章

ある聡明な医師が時代を嘆いています。

「しかし、今の社会はおかしい。次々と悲しい事件が起こり、邪悪な心が人を狂わせている……。秩序は乱れ、暴動が起きている……。邪悪な心は朝から晩まではびこり、気持ちを狂わせ、知性を奪い、肉体までむしばんでいく。」

この文章を書いたのは四六〇〇年前の中国人なのですが、彼の指摘はまるで現代の世相を反映しているようです。人類は絶えずストレスにさらされ、長い間、平和が訪れる時を待ち望んできました。しかし、いつの時代でも、私たちの生活には複雑に増えていくばかりのストレスが重くのしかかってきました。実のところ、地球上の問題の多くは、解決からどんどん遠ざかっており、中国の医師が非難した以上のものになっているのではないでしょうか。過去四六世紀、特に人々の生活を非常に快適にしたと言われる二〇世紀の技術進歩は、ストレスをむしろ増強させ、私たちの生存を脅かしているように思えるのです。

ストレスの犠牲者

戦争や緊迫事態が毎日どこかで起き、どれだけ精神的な圧迫を私たちは受けていることでしょう？　羊飼いダビデが一人で軍隊に立ち向かい、投石器を使って石を投げ、相手を全滅させたのは昔の話です。その時代から、私たちは有効な兵器の開発にいそしみ、その科学的なノウハウを手にしたのですが、このことを誇りに思っていいのでしょうか？　すべての人類を絶滅できる現在の核兵器があっても、知らぬふりをして、仕方ないことだとあきらめていいのでしょうか？

私たちの多くが、こうした大きな問題はどうしようもないと思っています。自分たちが選んだ指導者（または頼りにできる専門家）が解決策を探してくれるだろうと勝手に期待しています。私たちがもっぱら関心をもっているのは、日常生活の問題なのです。しかし私たちは、街が渋滞して仕事に間に合わなくなったとか、日常の些細な問題すら自分で解決できず、無力感にさいなまれます。実際、毎日の生活は、精神に良くない影響を強めていき、私たちは段々逃れにくくなっています。毎日の通勤、物価の上昇、都市の騒音や空気汚染、失業、無差別暴力などすべての問題に、納得のいく解決策を示すことができず、結果としてストレスの犠牲者となっていきます。

急速に変化する現代社会では、うまく修正し適応する必要があります。例えば、女性の自由化運動が深く浸透するまでは、今の社会では疑問視され、時には間違っていることが確定した男女の役割分担が多く存在していました。当時の人々は互いに、暗黙のうちにその役割を認め、結婚していました。今の女性は、寄せられる期待や前提が正しいかどうか、自分の役割と生活スタイルについて再認識しなくてはいけません。古風な女性にとっては、再教育や再適応は大変なことかもしれません。男性もまた、家族や配偶者に対して責任のある新しい役割を自覚し、それに合わせていかなくてはいけません。女性への態度を改める必要があるので、慣れ親しんだ自分の地位が脅かされると感じる男性もいるでしょう。女性運動に関係して、家族のあり方も変化しました。交通手段が発達し、核家族が増えてきました。離婚して一人で子育てする女性もいます。その場合、その子の父親には養育の義務があります。社会生活の変化により、すべての物事が影響を受けてきました。

変化によって生じた不安やストレスは私たちに何をもたらすのでしょう？　現代生活の一部となった心のストレスについて述べた本はたくさんありますが、その多くはストレスの心理面に注目しています。私たちは、少し違った見方をします。と言うのは、私たちの関心は、心理学だけでなくストレスの生理学にあるからです。この本では、ストレス状況下であなたの体に何が起きるのか、どのようにしてストレスがあなたの健康を身体的に害していくのか検証します。まずは、誰でもかかる可能性のある高血圧、心臓発作、脳卒中といった病気と、感情反応との関連について調べることにします。次に、そのストレスの作用に負けないため何ができるか説明します。あなたが簡単な心理技法を取り入れるだけで、身体的・精神的状態がいかに改善できるか示すつもりです。

隠れた流行病

私たちの間で大流行している病気があります。この病気はアメリカや他の先進国であまりにも一般的になりました。その名は高血圧症です。高血圧症は血圧が高い状態を示す医学用語ですが、この病気になると動脈硬化性疾患(動脈が硬くなる状態)、心臓発作、脳卒中にかかりやすくなります。これら心臓や脳の病気は、アメリカでは例年、死因の五〇%以上を占めています。したがって、様々な重症度の高血圧症が、成人の一五%から三三%にみられることは驚く事実ではありません。この疫病はもともと感染症ではありませんが、一度に大発生せず、病気が進んでいても通常気づかれないという点で、感染症より油断できない病気といえます。高血圧症の経過中には、症状はほとんどありません。しかしその病気は、日を追う毎に、警告もせず、私たちの友達や愛する人の生命を少しずつ奪っていくのです。政府が正確に調べた人口動態統計によると、アメリカ合衆国では、平均で一分につき二人の方が高血圧症のため死亡しています。言い換えると、一年間に二〇〇万人死亡するアメリカ国民のうち、その約一〇〇万人が高血圧症が原因で死亡しています。この統計をあなた自身の状況に置き換えてみて下さい。例えば、あなたの友達が小さい子供を残したまま死亡するのです。彼は定年退職したら色々楽しもうとしていたかもしれません。あなたが、この病気の被害にあっていなかったとしたら、運が良いのでしょう。

高血圧、心臓発作、脳卒中はどんどん深刻になっており、人口割合がただ増加しているだけなく、若年層に確実に広がってきています。高名なアメリカの循環器内科医であった故サミエル・A・レビン博士は、長年治療した高血圧患者の家族を調べ、息子が心臓発作を起こす年齢が、父親が起こした年齢より平均で一三歳若いという結果を一九六三年に発表しました。今日、多くの循環器内科医が、これと同じ発病年齢が若年化する現象を観察しています。五年や一〇年前は、三〇代の人が脳卒中や心臓発作を起こすことは比較的まれで、二〇代で発病した患者がいたら極めてまれな症例でした。今は、内科医や家庭医が、三〇代の男性でも心臓発作の可能性を考慮して投薬を開始することは、珍しくなくなりました。

主に西洋社会で高血圧にかかる割合が急に増し、関連して心臓発作や脳卒中の数が増えてきた理由を説明するため、多くの考え方が提唱されてきました。昔からの説明では、①不規則な食事、②運動不足、③家族性の素因が挙げられます。しかし、もう一つの要因がしばしば抜け落ちています。それは環境のストレスです。環境のストレスが高血圧関連疾患を進行させる大切な要因であることは、次第に認識されてきていますが、まだ正しく理解されていません。確かに四つの要素すべてが大切です。しかし、その一つ一つがどのように作用しているかという点について、今後きちんと解明されなくてはいけません。

医師は、何年も前から、ストレスが重要なことに気づいていました。競争が激しく時間に追われている私たちの社会と、心臓病に影響を与える精神的なストレスの間に関連性を見出すことは難しくありません。例えば、「あわてるな。血圧が上がるぞ」とよく注意する人がいます。しかし問題は、ストレスを数値にすることです。言い換えると、人体に及ぼすストレスの影響をどのように客観的に測定したらいいのかということです。医学は近年、心理学的な推測よりも、しっかりとした測定可能な身体データを重視するようになってきました。

ストレスに満ちた心理的な出来事と、その出来事に関連した身体変化（健康に関連した変化）の間にはつながりがある点に、私たちは注目します。心理学と医学は、お互いの研究方法が異なるために、長い間伝統的に分離していました。このように二分されていた状況のため、多くの医師は、「ストレス」という心理学的意味合いが強い言葉（個人の行動と環境上の出来事をつなげるもの）を、身体疾患や心身症関連疾患に結びつけて考えることができなかったのです。多くの医師はストレスが健康に影響を与えることは認めていますが、ストレスに関する心理学や医学的でない文献を参考にしようとしません。医師は、もっぱら身体徴候や症状に関心を持っているので、薬でストレスを治療し、はっきりした病気が存在しないときは、患者を安心させたりカウンセリングすれば良いと考えています。典型例では、医師は、心の根本的な問題を詮索することは避け、鎮静作用のある薬を処方するでしょう。一方、精神科医や心理療法士は、器質的な疾患を直接には治療しません。彼らが大きな関心を寄せるのは、感情、思考、性格などです。精神科の場合は、薬を処方するかもしれませんが、それは精神面の治療のために行われます。身体症状が明らかであれば、患者を内科医に紹介するのが普通で、複数の専門家の間でチーム医療が行われます。

しかしながら、心理学と医学の伝統的なバリアは少しずつ崩れています。完全に崩れるにはまだ時間がかかるかもしれません。具体的なデータが不足しているとして、多くの医師が、心療内科的もしくは心理身体的診断や治療を信用しないでいるからです。それにも関わらず、心身医学という専門分野は、現在急速な勢いで医学の研究領域に広がっており、心理的な出来事が原因となったり影響を与えている病気を研究、治療しています。

闘争か逃走かの反応

どうなるか分からない不安定な職場、要求が高くて締め切りに間に合わない厳しい仕事、昔は守っていたのに今は不適切になった社会規則の変化など、現代社会の生活はストレスに満ちています。その結果どうなったでしょう。高血圧などの病気は現在広まっており、今後も増えていくでしょう。

ストレスがこうした病気をどのように誘発するかという点について説明しましょう。私たちはストレスを受けることに慣れすぎています。しかし、こうしたストレスを受けた結果、心理面だけでなく身体面にどのような影響が出るのか、知っている人は多くありません。人間は、他の生き物と同じように、急性や慢性のストレス状況にさらされると一定の生体変化を示します。その生体変化は、おそらく何億年もかけて作り上げられた、私たちの体の一部とも言える、生まれつきの反応を生み出します。その生まれつきの反応とは、「闘争か逃走かの反応」と広く呼ばれてきたものです。私たちが行動を変えなくてはいけない状況に出くわした時、血圧、心拍数、呼吸回数、筋肉への血液流入量、代謝を増加させる反応が知らず知らずに起こり、戦うか逃げるかの準備をします。

この生まれつきの闘争・逃走反応は、動物を例に取ればよく理解できます。驚いた猫は、毛を逆立てて背中を丸めた状態で立ち上がり、走る準備か戦う準備をします。怒った犬は、瞳孔を拡げ、敵に向かってうなります。アフリカのガゼルは、捕まえようとする敵から逃げ回ります。これらすべての行動は、闘争・逃走反応が活発になって引き起こされたものです。人間は基本的に理性のある生き物だと私たちは考えています。これはデカルトの教えです。この考えを重視しすぎたため、人間の根源の姿、すなわち闘争・逃走反応がうまく働くかどうかは生きるか死ぬかの問題だという、ダーウィンの提唱した生存競争の原理を私たちは見失ってきました。

人間の祖先は、闘争・逃走反応を最大限に活用して、子孫を増やし続ける機会に恵まれてきました。自然淘汰に生き残るため、この反応は人間に味方しました。現代人は、何億年もかけて闘争・逃走反応を発達させた旧人類の子孫なので、依然しっかりとこの反応を身につけています。

　人間の闘争・逃走反応は、血圧、心拍数、呼吸回数、筋肉への血液流入量、代謝の増加という身体変化として実際に測定することができます。私たちは行動を変えなくてはいけない状況になると、この反応を引き起こします。例えば、競技前の陸上選手を観察して見て下さい。この反応がよく分かります。しかし、闘争・逃走反応は、昔の目的、すなわち敵から走ったり戦ったりするためには現在使われていません。今日、行動を変えなくてはいけない状況にしばしばあいますが、闘争・逃走反応が不適切な用いられ方をする機会が多く、繰り返しその反応が起きた結果、心臓発作や脳卒中といった悲惨な病気にかかってしまいます。

　常に新しい状況に対応する必要がある時、有害な闘争・逃走反応が引き起こされるとしましょう。また、その反応のきっかけとなるストレスに満ちた出来事に常に見舞われながら、私たちが生きているとしましょう。そうすると、危険な結果が待っていることは分かっているのだから、事前にチェックできないかと考えるのは当然です。この答えについては後程述べたいと思います。動物や人間に闘争・逃走反応が存在するとして、それとは正反対の生まれつきの身体反応はあるのでしょうか？　そう、あります。私たち一人一人には、「ストレス過剰」に対抗する自然な生まれつきの防御機能があるのです。それは、体の有害な作用を消してくれ、闘争・逃走反応の効果を和らげてくれます。「ストレス過剰」に対抗するこの反応は、心拍数の低下、代謝の低下、呼吸数の減少という身体変化をもたらし、よりバランスが取れていると考えられる状態に戻してくれます。これこそ、リラクセーション反応です。

＊＊＊

この本では、まず、高血圧が知らぬ間に進行し、気づかないまま心臓発作や脳卒中になっていく経過について説明します。闘争・逃走反応が不適切に引き起こされると、ストレスが高血圧にどのように関連するのか示します。

しかし、この本の主な目的は、リラクセーション反応について論じることです。リラクセーション反応は、困難な状況を克服する能力を身につけたり、高血圧ならびに心臓発作、脳卒中といった一般的な高血圧関連疾患を予防するのに、大きな影響をもつかもしれないからです。リラクセーション反応は、宗教の教えの中にも見ることができます。その反応は東洋文化で広く用いられ、日常の大切な一部となっていました。しかし、その生理学に関しては、ごく最近に明らかになったばかりです。宗教の祈りや関連する心の技法は、測定や定義の可能な生体影響をもたらしますが、そのことについても説明していきます。西洋や東洋から集められた文献を基にして、リラクセーション反応を起こす簡単な方法を私たちは工夫しました。その方法を日常生活でどのように用いれば良いか説明します。四つの基本要素、すなわち①静かな環境、②一定の形でひたすら言葉や文などを繰り返すという心を向ける対象、③受け身の態度（おそらく最も重要な要素です）、④楽な姿勢、を取り入れた非常に短い指導方法に従えば、リラクセーション反応がとても簡単に起こせることをあなたは学ぶと思います。これら四つの要素を含む正しい練習を、一日一回か二回、一〇分から二〇分間続ければ、あなたの健康はずっと改善されるはずです。

あなたは工場を経営しているとします。一人のセールスマンがやって来て、あなたの工場の作業過程で必要なエネルギーすべてを確実に供給する「夢の」機械を売り込みに来たとします。あなたは、きっと話を何分か聞くでしょう。この機械の設計は、耐久時間が七〇年間で、ポンプは二億五千万回以上作動し、「燃料」を四〇〇〇万から八〇〇〇万ガロン（約一〇〇〇万から二〇〇〇万リットル）循環させて機械を動かし続けるとセールスマンが話しています。あなたはこの話を聞いたら、そんな夢のような機械が本当に存在するのかと疑い出すのではないでしょうか。

しかし、世界のすべての男性も女性も、こうした機械、すなわち心臓をもっているのです。心臓が血液を押し出す力は血圧と呼ばれます。どんなに精巧とはいっても、他の機械と同じように、心臓は壊れることがあります。心臓が強く作動し続けると高血圧になり、そうした故障の原因の一つになります。高血圧は私たちの社会であまりに一般的となり、二三〇〇万人から四四〇〇万人のアメリカ人がこの病気にかかっています。

統計を見るだけでは、高血圧や高血圧症の原因は何であるか、高血圧症が心臓発作や脳卒中をどのように引き起こしていくのか説明できません。まず基本的な生物学的医学的知識について説明しましょう。この章を読めば、あなたはこうした病気の背景を十分に理解できるようになります。

生体機能

高血圧もしくは高血圧症がとても危険な理由は、専門的には動脈硬化症、一般的にいえば動脈が硬くなる状態になる可能性が高まるからです。動脈硬化症になると、血液の小さな塊、脂肪、カルシウムが動脈血管壁に沈着し、正常では柔らかくて弾力があるゴム管のような動脈が、硬くて弾力がなくなり、ところどころもしくは全体が閉塞した血管に変わってしまうのです（図1参照）。

この閉塞は悪影響を及ぼします。ここで、動脈硬化症について議論する前に、どのように生体は機能しているのか基本知識をまとめておきましょう。

動脈は重要な役割を果たします。動脈は、心臓から送られた血液を体のすみずみまで運び、生体の多くの機能を果たす細胞まで届けます。細胞が集合して同一の機能をするようになったものは組織と呼ばれます。例えば、心臓は筋肉と他の組織が合わさってできた臓器です。心臓の機能は血液

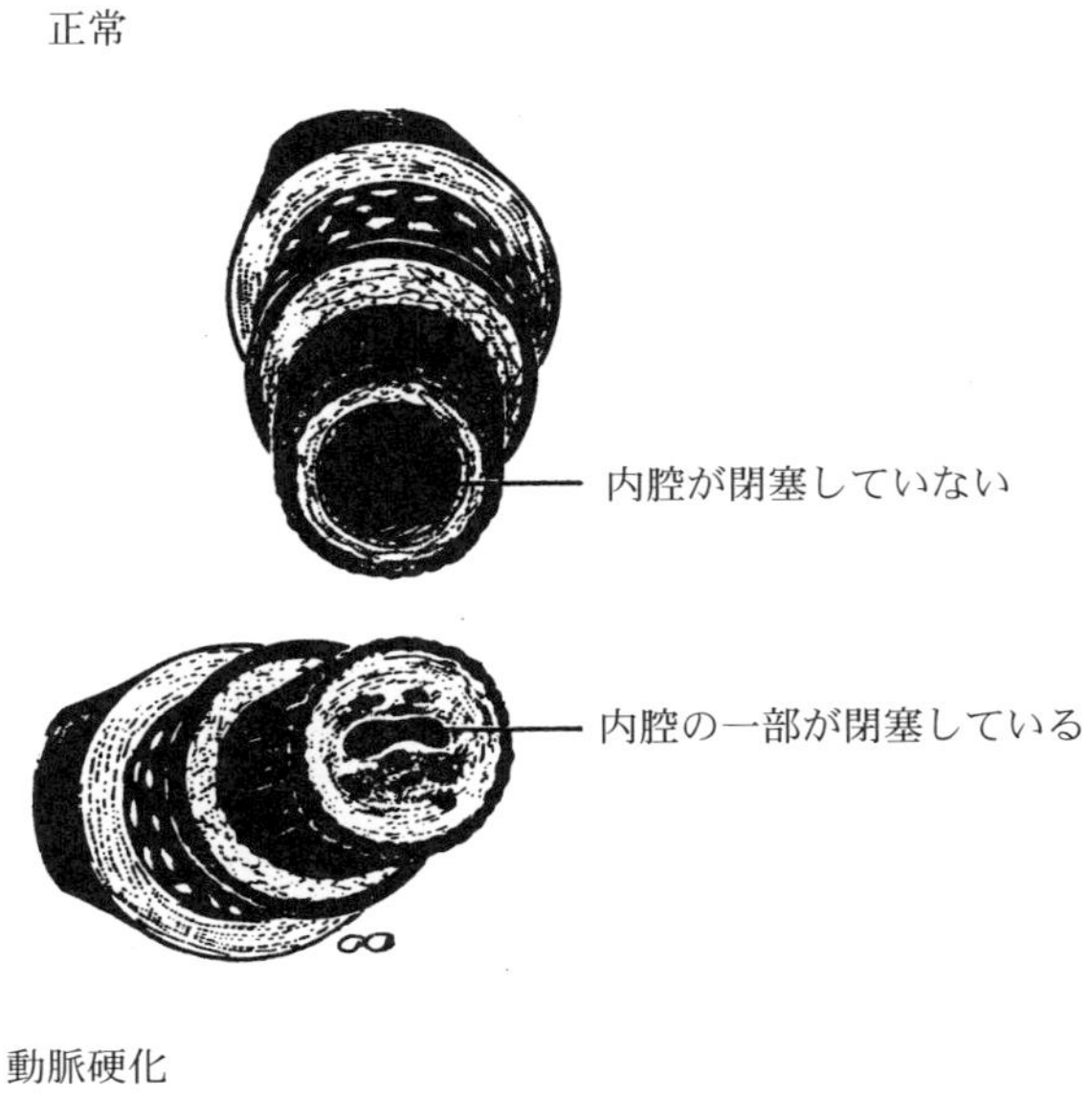

図1　閉塞していない正常な動脈と、部分的に閉塞した
動脈硬化症の動脈との比較

を送り出すことです。血液は心臓とは異なる組織です。血液中には、胃腸で消化された蛋白質、炭水化物、脂肪、他の栄養物など食物からの栄養源や生命源に加えて、生きるために必要な酸素が含まれていて、動脈や他の血管がこれらの物を運搬しています。各細胞は、酸素を使ってその栄養源をゆっくり「燃やし」、エネルギーに変え、生命を維持します。

進化の初期は、ほとんどの生命体は単一細胞で、たった一つの細胞から構成され、現在の海に相当する場所に生息していました。これらの生命体が、生存のため栄養を取る方法は簡単なものでした。生命体は、浸透圧と呼ばれる一種の単純な拡散作用によって、自分の周りの海から栄養を吸収し、老廃物をこの巨大貯水池とも言える海へと流したのです（図2参照）。

生命は多細胞となり複雑になってきたので、各細胞は栄養源を直接受け取らなくなりました。細胞は他の細胞に囲まれ、拡散によって栄養や老廃物が細胞を行き来できなくなったのです。海という環境から生体の各細胞に効率よく運搬する循環システムが必要となってきました（図3）。

私たちの血液は、太古の海に相当します。その血液循環は、小腸などから得られた栄養分や、肺から得られた酸素を各細胞まで運搬します。老廃物は拡散作用によって海に直接流す訳にはいかなくなったので、腎臓といった特殊な臓器が、血液によって運ばれた老廃物を除去するため発達しました。この循環システムでは、動脈が栄養を心臓から組織まで運び、静脈は反対に血液を心臓や肺まで戻します。動脈と静脈を結ぶ微少血管が毛細血管です（図3参照）。毛細血管壁はとても薄く、

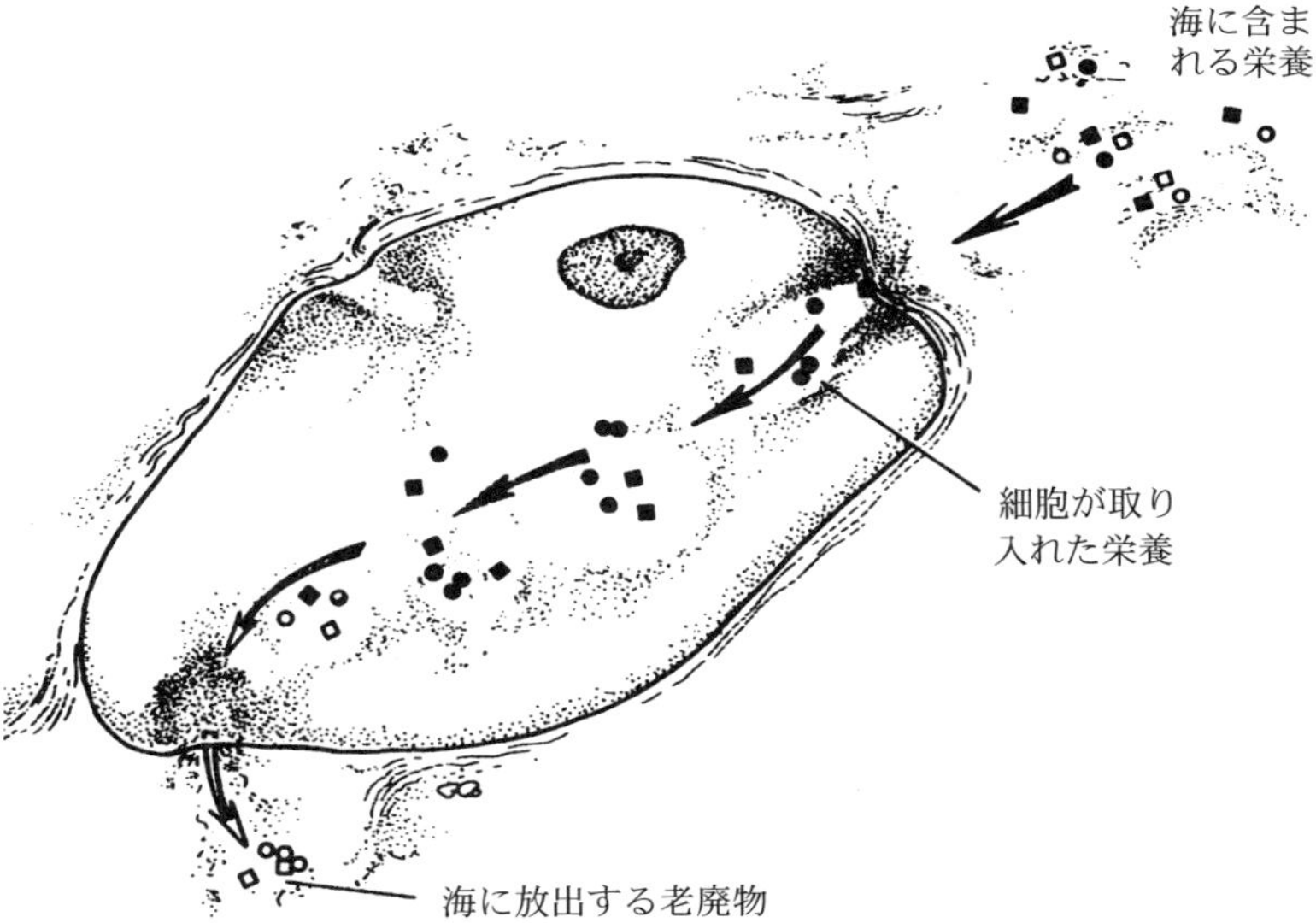

図２　海に生息した単細胞生物

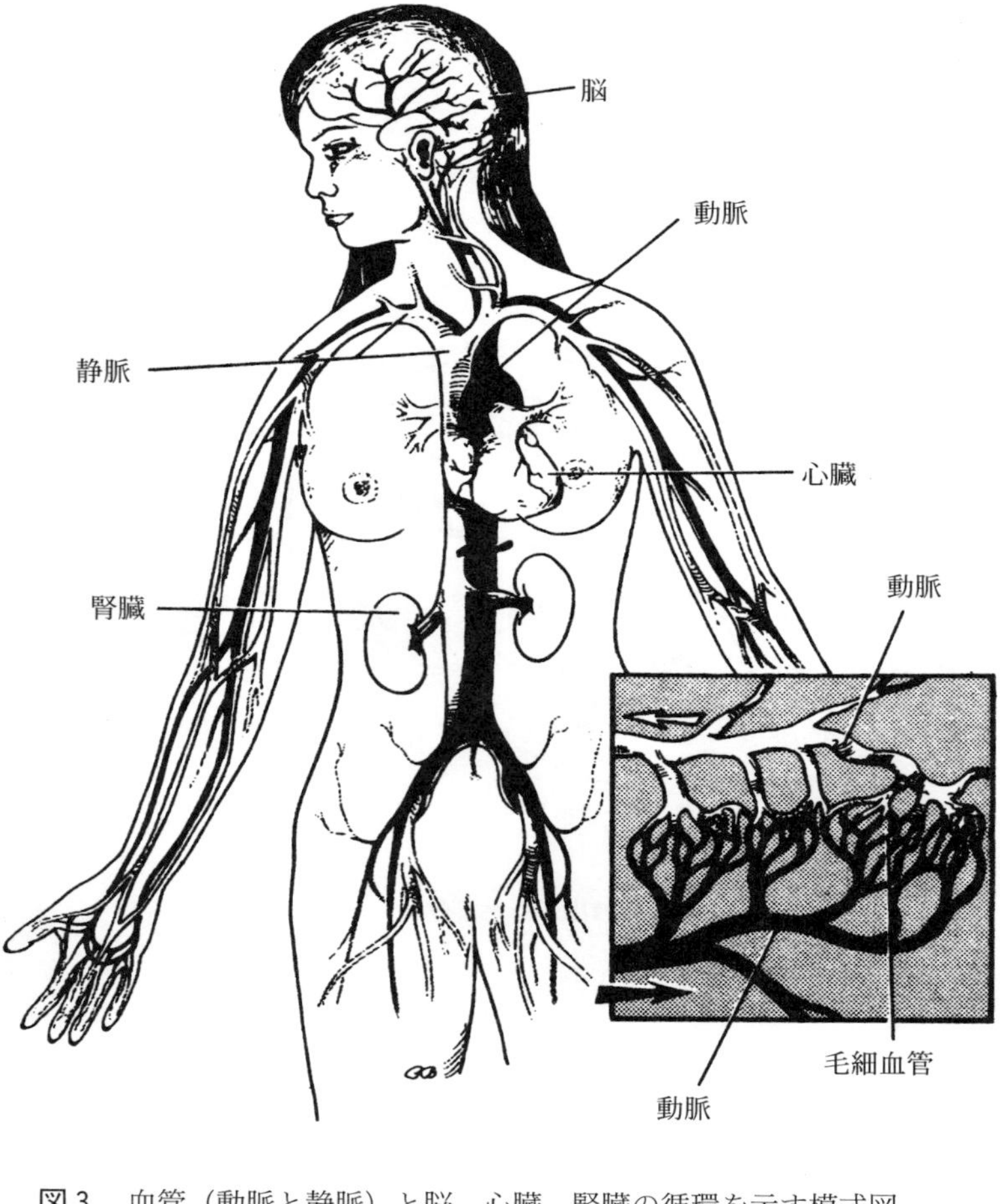

図3　血管（動脈と静脈）と脳、心臓、腎臓の循環を示す模式図
右下の挿入図は、動脈と静脈を結ぶ微少血管、すなわち毛細血管を示しています。

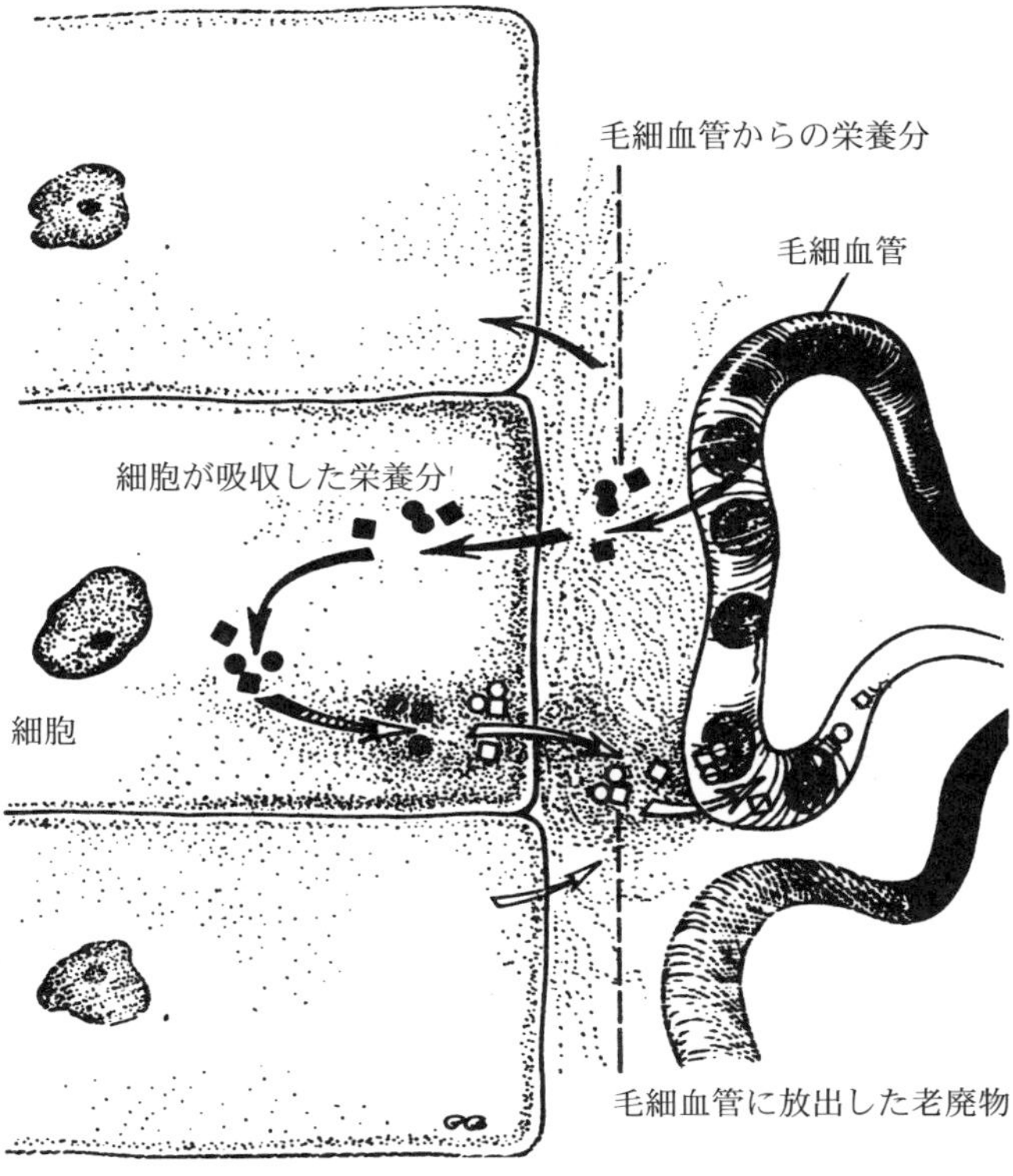

図4　他の細胞に囲まれている生体内の細胞
細胞が、循環する微少血管（毛細血管）から栄養を受け取り、排泄物を放出する様子が描かれています。

この薄い血管壁を通して血液と細胞が栄養分と老廃物の交換をします（図4参照）。毛細血管とその他の循環システムが「海」の成分を細胞まで送ることで、生命が維持されます。

血管内の押し出す力は血圧と呼ばれ、様々な方法で測定することができます。血圧が、比較的変動の少ない正常範囲内にあれば、組織は十分量の血液を受け取ることができます。「正常な」血圧を決めるために、研究者は一般人の血圧測定を行ってデータを集め、九〇％以上の人がその範囲内に含まれる血圧値を、人為的に「正常範囲」と定義しました。この範囲から外れる人は、血圧が異常に高いか異常に低いことになります。

血圧が極端に低く、心臓が有効に機能しない時、組織は血液の供給物や栄養を十分受け取れなくなり、最終的には「ショック」状態になります。一〇年から一五年前は、低血圧自体は悪いと思われていました。例えば、多くの若い女性は血圧測定値が低いので、虚弱症状や疲労症状を訴えると考えられ、血圧を人工的に上げる薬が処方されていました。しかし今日では、血圧が低くても、めまいや失神などの悪い症状が顕著でなければ、むしろ好ましく、最終的に動脈硬化になるのを防止すると考えられています。

動脈硬化すなわち動脈が硬くなる状態まで進行する危険性は、血圧レベルに直接連動しています。血圧が高ければ高いほど、危険性が高くなります。血圧は低い方が望ましいのです。したがって、血圧の上限下限が人為的に示されているものの、本当は正常血圧を決めることは難しいのです。

さらに「正常」血圧の考え方を難しくしているのは、血圧が一日のうちで上がったり下がったりすることです。血圧は非常に動きの激しい身体反応です。したがって、活発な運動をしたり精神的に動揺すると、静かに休んでいる時や眠っている時に比べて、血圧が高くなります。しかし、血圧がほとんど一日中、正常と考えられている値より高ければ、高血圧であると考えられます。このように高い血圧が持続すると、動脈硬化やその関連疾患である心臓発作や脳卒中になる危険性が高まります。

医師を受診する最多の理由は、血圧測定です。医師が血圧を測る時、動脈圧、通常は片腕の動脈圧を測定しています。腕の周りに圧迫帯を巻き、その圧迫帯が段々閉まるようにポンプを手で何度も握ります(図5参照)。圧迫帯の中には、空気で膨張するゴムのような素材でできた袋があります。ポンプを握る度に、圧迫帯に空気が入り、圧力が段々高くなり、遂には下にある腕の動脈を完全に押しつぶします(図5a参照)。聴診器を動脈の上に置き、血液が流れる音がしないか聴いておきます。次に、少しずつ空気を袋から抜きます。袋の圧力が動脈圧よりも低くなると、動脈から血液が流れ出します（図5b参照)。

血液が急に流れ出すことによって音が生じますが、この最初に音がした時の血圧値があなたの最高血圧となり、収縮期血圧として記録されます。その音は、圧迫帯が動脈を締め続けている間、続きます(図5c参照)。さらに袋の空気を抜いていき、圧迫帯が動脈の血液の流れを止めなくなった

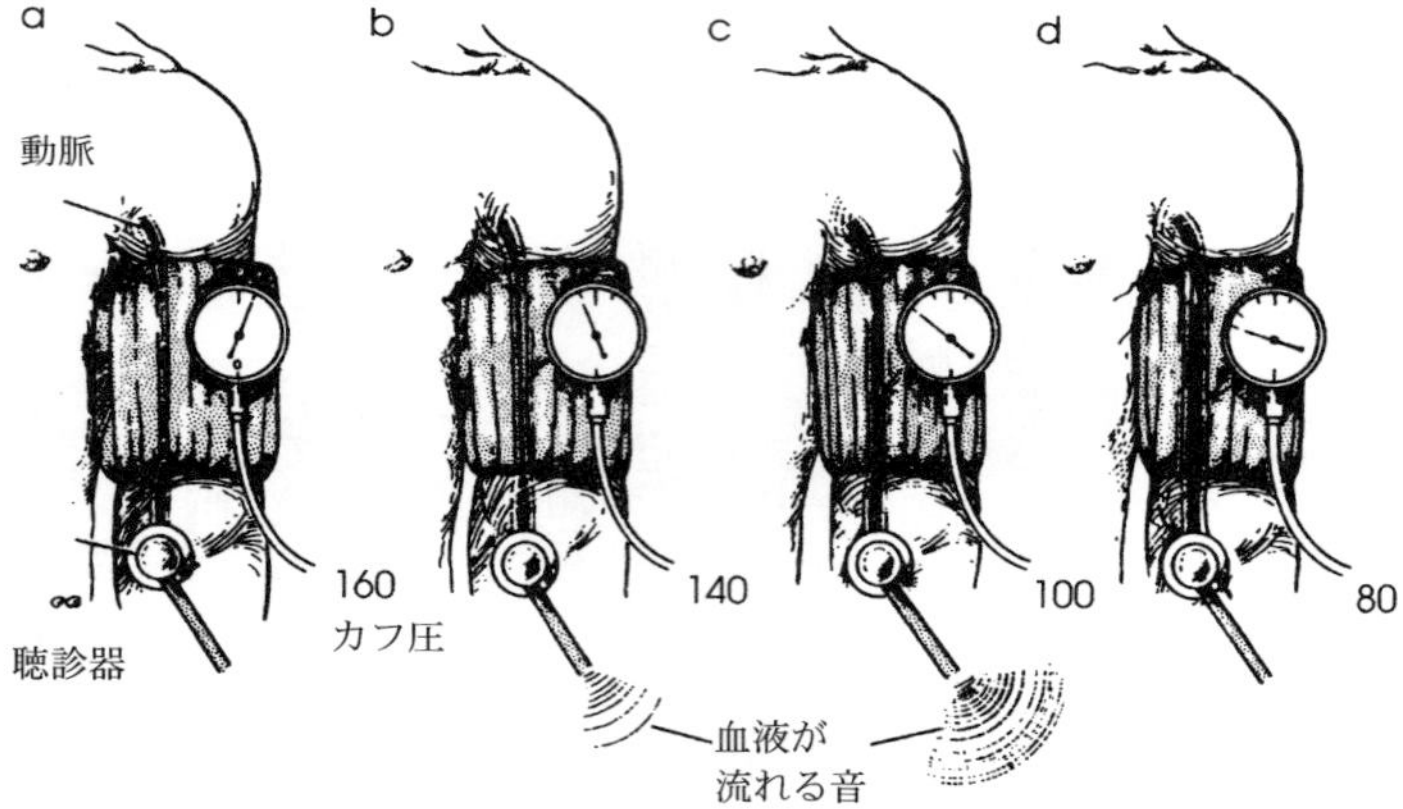

図 5　血圧の測り方を示す模式図
a では、圧迫帯の圧力が 160 まで上がり、下にある血管が塞がっているため、聴診器から音が聞こえません。b では、圧迫帯の圧力を 140 まで下げ、動脈内に血液が流れ出し乱流が生じるので、音が聞こえてきます。c では、圧迫帯の圧力をさらに下げますが、まだ締め付けられている血管内で血液の乱流が生じているため、音がずっと聞こえています。d では、圧迫帯の圧力が 80 となり、動脈は締め付けられず血液は制限なく流れるため、聴診器から音が聞こえなくなります（または変化します）。この図の人の血圧は、収縮期血圧（最高血圧）140、拡張期血圧（最低血圧）80 となり、140/80 と表示されます。（数字の単位：水銀柱の高さ、mmHg）

時、血液の乱流により生じていた音が完全に消失します(図5d参照)。聴診器の音がしなくなったか音質が変化した時の血圧値が、最低血圧となり、拡張期血圧と呼ばれます。

血液循環が正常なことは、健康な生体内環境を維持する上で不可欠です。栄養源を奪うと細胞、組織、臓器はすぐ死んでしまいます。なぜなら、細胞が正常に機能しエネルギーを使う代謝という活動を行うためには、酸素が必要だからです。冠動脈と呼ばれる心臓の周りにある血管が閉塞すると、心筋細胞が壊死し、心臓発作もしくは心筋梗塞と他でも呼ばれる状態となります。

脳卒中も同じようにして起こります。脳の動脈が閉塞すると、正常な代謝機能を維持するための十分な酸素や栄養が供給されなくなり、脳組織は死滅します。動脈硬化は、動脈の周りを硬くし最終的に閉塞することで、主要な死因である心臓病や脳卒中を引き起こします。

動脈硬化症もしくは動脈が硬くなった状態にどのようになるのか説明する多くの理論がありますが、どのような理論であっても、高血圧と動脈硬化症の関連は密接で確固たるものです。マサチューセッツ州のフラミンガムで一九四八年に始まった研究は、高血圧と動脈硬化症になる色々な要素の重要性を指摘した最初の大規模研究の一つで、米国公衆衛生局の援助の下、トーマス・R・ドーバーとウィリアム・B・キャネルが指揮して行われた研究です。候補となる参加者、地元医師、市民グループから、フラミンガムの住人参加リストを作成する許可をまず取りました。参加者が決まったら、同意した住人一人ひとりに対して、完全な病歴聴取と身体検査が行われました。既に動脈硬化症のため心臓病になっていた人は研究から除外されました。動脈硬化性心臓病とは、例えば、心臓発作、正しくは冠動脈の閉塞による心筋梗塞などのことです。そういった心臓病になっていない人に対し、血圧、身長、体重、喫煙習慣、食習慣、家族歴の調査と、各種血液・尿検査が行われました。

それから研究参加者は普通の生活を続け、二年ごとに同じ検査を受けるよう指示されました。予想された結果が得られました。時が経つにつれ、最初動脈硬化症になっていなかった人たちの何人かが発症し、さらに時間が経つとその数が増えていったのです。

心臓病になった人たちとならなかった人たちの比較がなされました。動脈硬化性心臓病になる危険性を高めたものは何だったのでしょうか？　解析をすると、多くの要因が何度も繰り返し現れてきました。心臓病の家族歴、喫煙歴、肥満などが挙げられますが、おそらく最も重要だったのは、血圧の上昇と血中コレステロール値の増加です。ここで素朴な質問があります。もし、このような危険性をいくつも持っていたら、あなたは一体どうしたら良いのでしょうか？

コレステロールへの疑問

コレステロールとは脂肪の一種ですが、動脈硬化性の心臓病を予防する一般討論の中でも、危険因子としてよく取り上げられています。細胞は生命を維持するため代謝を行いますが、コレステロールはその代謝に必要な多くの食物成分のうちの一つです。血圧と同じように、コレステロールには正常範囲が設けられています。血中コレステロールが、大多数の一般人の数値より高ければ、「高コレステロール」になります。コレステロール値が低ければ低い程、動脈硬化症になる危険性も低くなります。同様に、コレステロール値が高ければ、動脈硬化症になる危険性も高くなります。

生体活動が正常な場合、コレステロールは動脈壁を出入りします。この食物性脂肪は動脈壁を通過すると同時に、動脈自身に栄養を補給します。コレステロール値が高いと、動脈から出る量より入る量の方が多くなります。動脈硬化症は動脈血管内の脂肪や血液の小さな塊が沈着することが一つの特徴ですが、コレステロールはこれらの脂肪の一種なので、当然動脈硬化症が進む原因となるのです。

高血圧はその危険性に追い討ちをかけます。コレステロールが高い状態で血管内の圧力が高まると、動脈壁にコレステロールが沈着しやすくなります。コレステロールが高くても血圧が低ければ、動脈硬化症になる危険性はかなり低くなります。コレステロール値や血圧は、生まれつき決まっているものではないので、ある程度変化させることが可能で、動脈硬化症に負けないため、この食物性脂肪の量を減らすよう努力することになります。

食事が非常に大切です。例えば、卵を食べるのは控えるべきです。というのは、黄味に非常にたくさんのコレステロールが含まれるからです。脂肪がのったステーキも駄目です。飽和脂肪酸からなる動物性脂肪を多く含んでいます。バターやデザートもコレステロールや飽和脂肪酸が比較的たくさんあるので、取り過ぎてはいけません。不飽和脂肪酸を多く含む脂肪は、通常は植物油から取りますが、この油を料理に使うことで、飽和脂肪酸の摂取量を減らすことができます。ソフトマーガリンも良いでしょう。食生活の変化でコレステロールを下げることができたら、動脈が硬くなったり冠動脈疾患や脳卒中になる危険が少なくなると考えられています。

多くの研究がこの考えが正しいことを実証しています。動脈硬化症の原因を探る数々の研究が行われた結果、コレステロールが高い人たちは、コレステロールが低い人たちに比べて、動脈壁が硬くなって、動脈硬化性心臓病になりやすい事実が明らかになり、この現象は食事との関連があることが判明しました。しかし実際は、血中コレステロール値は食事だけで決まるものではありません。高血圧が遺伝する傾向があるように、高コレステロールや低コレステロールにも遺伝傾向があります。あなたのコレステロール値が基本的に高く、厳しい制限食を摂ったとしても、一般人口と比べてコレステロールが高いままで下がらないことがあり得ます。血中コレステロールが高い患者を治療するため、食事にどこまで重点をおくべきかは、医学界で議論が分かれており、いくつかの研究結果は、食事療法に対する熱狂的な賛美に疑問を投げかけています。

アメリカ退役軍人協会の最近の調査で、次の様な研究が行われました。退役軍人の男性を二つのグループに分け、一つのグループは通常の食事を、もう一つのグループは低コレステロール食を食べてもらいました。通常の食事とは、脂肪を多く含むアメリカ一般家庭の食事で、低コレステロール食とは、脂がのった肉や加工品など飽和脂肪酸を含んだ食品の代わりに、不飽和脂肪酸を含んだ食品を献立にした食事のことです。五年後に、二つのグループの間で、動脈硬化性心臓病の発生率に差がないか調査しました。

研究者は両グループの間にはっきりした違いを見出し、予想通りの結果を得ました。低脂肪の食事を食べたグループは、心臓発作や脳卒中といった動脈硬化性疾患の障害を有する割合が低かったのです。しかしながら、すべての死因を込みにした死亡率は、低脂肪食群の方が、脂肪食を多く食べたグループより、逆に高い率を示しました。この結果は偶然に起きたことだったのでしょうか？未だ解答は出ていません。

血液中の食物性脂肪の働きを生化学的に阻害する新しい薬が開発され、食事療法とは違った治療法が用いられるようになりました。これらの薬は非常に効果的で、高コレステロール血症をもつ患者を将来に渡って守るという有力な証拠があります。そうした薬によってコレステロール値は一〇%から一五%減少するデータがあるので、患者はその分動脈硬化症になる危険が少なくなる訳です。しかし、もしあなたのコレステロールが異常でないのなら、そうした薬の作用は良い面より悪い面の方が多くなります。

現在までのところ、食事と動脈硬化症の予防について考えた場合、両者のバランスをどのように取ることが最善か分かっていません。そのうち、より結論がしっかりした研究結果が出て、誰もが参照できる模範的な食事療法が示せるかもしれません。血中コレステロールが高ければ、値を下げるため、何らかの食事制限を行わなくてはいけないことは今でも明白です。しかしながら、通常量のコレステロールしか取っていない人まで、食事内容を変えろと言っているのではありません。多くの医師は、もし脂肪が少ない効果的な食事に変えることができたら成果はすぐに現れるはずで、この習慣を一生続けた方が良いと思っています。

症状のない病気

高血圧や高血圧症に話を戻しましょう。高血圧はとても危険です。動脈硬化の進展を早めるだけでなく、高血圧自体が血管を破裂させる可能性があるからです。また、高血圧によって、心臓は血液をより強く押し出さなくてはいけなくなるので、心臓の機能を悪くします。強い圧力で血液を押し出すと、心臓に負荷がかかり、心筋が過剰な働きをするため、心臓が次第に肥大していきます。重量挙げ選手の筋肉は、バーベルを上げる運動を繰り返すことで大きさを増していきます。心筋も同様に、強い押し出し運動を続けると大きさを増すのです。この結果、高血圧性心疾患と呼ばれる

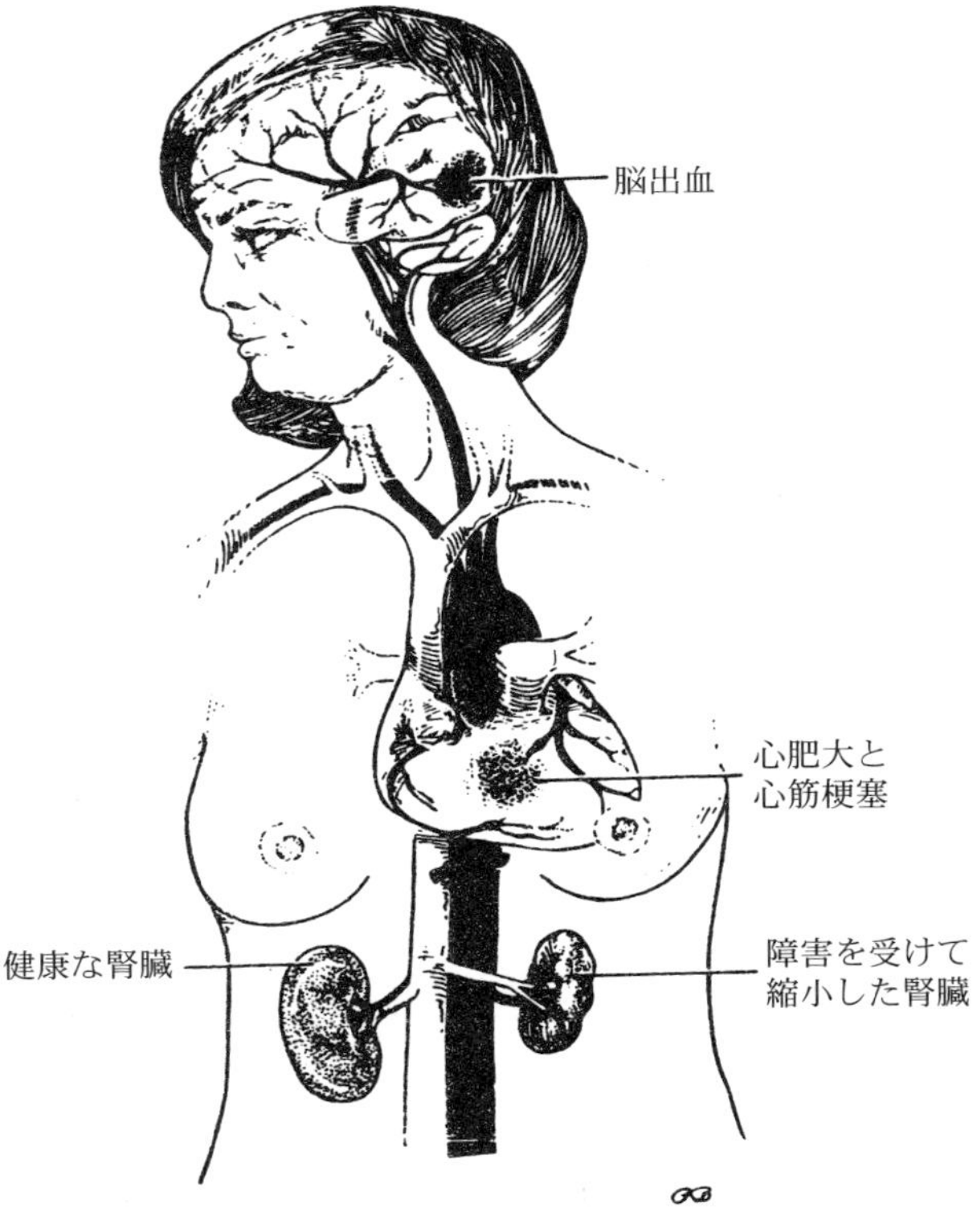

図6　高血圧のため心臓肥大を起こした患者の模式図
患者の心臓は心筋梗塞も起こしています(心臓発作)。この図では、高血圧の結果、脳出血を起こし、腎臓が障害を受けて縮小した様子も描かれています。

病気になり、心臓が肥大します（図6参照）。

高血圧にかかっても通常は何年も症状はありません。ただ血圧測定で高血圧であることを知ることしかできません。高血圧症がやっかいな点は、このように気づかぬうちに進行し、一見無害に思えてしまうところにあります。放置すれば、心臓や脳が取り返しのつかない障害を受け、最悪の場合、突然死亡します。心臓や脳の組織の死滅は、血管が破裂したり心肥大によって直接もたらされるか、動脈硬化症の進行によって間接的にもたらされます。

高血圧が動脈を硬くし、動脈硬化症になると、通常、二つないし三つの臓器が標的になります。それら標的臓器は、心臓、脳、腎臓です。心臓は常に動いている臓器です。以前説明したように、力強く血液を押し出すことによって大きな血圧を生み出しますが、その結果として心臓の筋繊維が肥大します。すると、ゆっくりと確実に危険な悪循環へとおちいります。心臓が血液を押し出すためにサイズが大きくなると、心臓自身の栄養を供給する冠動脈に大量の血液を流入させる必要があり、そうしないと増大した心臓の仕事をまかなえなくなります。肥大した心臓はこうして、心臓の栄養必要量が供給量を上回るため、心筋細胞が壊死し心臓発作を起こしやすくなります。どうして十分な栄養が供給されなくなるのでしょうか？　高血圧によって心臓が肥大し、栄養補給のためにさらに大量の血液を冠動脈に流入させなくてはいけません。ところが、肝心の冠動脈が動脈硬化症の進行もあって拡がることができないので、必要量の血液を段々運べなくなるのです。

高血圧は直接的にも間接的にも脳に影響を与えます。直接的には、高い圧力によって血管が破裂する脳出血が起こりますし(図6参照)、間接的には、動脈硬化症によって動脈が閉塞することで影響を与えます。これらの出来事は、脳溢血や脳卒中と呼ばれる一時的あるいは一生元に戻らない脳機能障害を引き起こします。

第三の標的臓器は腎臓です。腎臓は通常の役割として、尿を作り出すほか、血圧調整をしているので、高血圧によって腎臓が障害されると、高血圧がさらに悪化します。正常な腎臓では、血圧が非常に低くなると、両方の腎臓から血圧を上昇させるホルモン物質が分泌されます。軽度とはいえ動脈硬化が腎臓の血管にまで及ぶと、腎臓への血液流入量が減少し、腎臓は縮小します(図6参照)。血流が阻害された腎臓血管によって腎臓内の血圧が低下し、それに反応して血圧上昇作用のある腎臓ホルモンを分泌するため、体全体の血圧が上がってしまいます。またもや悪循環になります。血圧上昇はさらに動脈硬化を進め、腎臓への血液流入が動脈硬化症によってさらに阻害され、ますます血圧が上がっていきます。

改善策は、悪循環が始まったらその循環を速やかに止めることです。この悪循環はしばしば繰り返されますが、触れたらやっかいな腫れ物ではなく、積極的に手を加えなくてはいけません。血圧が高ければ、それだけ心臓疾患、脳卒中、腎臓病になりやすくなるのです。しかし、現在の科学でも、同じ条件でどうして高血圧や高血圧症になる人とならない人がいるのか判明していません。

高血圧症はその経過を通じて症状がなく密かに進行していきます。血圧が高くても明らかな高血圧関連疾患にならない人は確かにいますが、今日の医師は、身体検査で血圧値が高ければ、それ自体で病気であると考える人が多くなりました。血圧値は人為的に、高血圧、正常血圧、境界高血圧（高血圧と正常の間）に分けられています。高血圧とは、水銀柱計で収縮期で一六〇㎜Hg以上か、拡張期で九五㎜hg以上の状態と決められています。(注) 境界高血圧とは、収縮期で一四〇㎜Hgから一五九㎜Hgまでの間にあるか、拡張期で九〇㎜Hgから九四㎜Hgまでの間にある状態です。正常血圧とは、収縮期で一四〇㎜Hg未満かつ拡張期で九〇㎜Hg未満の状態としています（収縮期と拡張期の血圧の説明については図5参照）。

（注）血圧は水銀柱の高さで㎜Hg表示されます。測定器の水銀柱計の高さが何ミリまで上昇するか数字を読み取り、血圧値とします。血圧が高い程、水銀柱の目盛りも上がっていきます。（訳者注：高血圧の基準は、本文で述べているように人為的に設定されたもので、時代によって基準が異なります。詳細は、検診パンフレットを参考にされるか、受診医師に直接お尋ね下さい。）

現在の医学知識では、高血圧の原因の五％から一〇％は判明しています。これは、九〇％から九五％の高血圧は原因不明ということです。血圧を調整する生体メカニズムがうまく機能しない時、その原因のいくつかは判明しています。例えば先程述べたように、腎臓は、低血圧を感知すると、血流に血圧を上昇させるホルモン物質を分泌します。

実際、人工的に高血圧を作り出した最初の動物実験は、腎臓に注目したものでした。H・ゴールドブラット博士が一九世紀に、腎臓と血圧上昇に関連があることを発見しました。犬の片方の腎臓を摘出し、もう片方の腎動脈を箝子《かんし》という血管を挟む外科器具で留めました。博士はこのようにして残った一つの腎臓の血圧を意図的に下げたのです。すると腎臓ホルモンが分泌され、犬は慢性的な高血圧症になりました。この結果が発表されて以来、高血圧の原因を探る研究の多くは、腎臓の機能障害に注目しました。確かに、高血圧の原因の約二％から五％は、腎動脈が狭くなることで起こります。この狭窄《きょうさく》をなくせば、高血圧を治療できます。しかし、これは、アメリカだけでも何百万人もいる高血圧患者のわずか一部を説明しているに過ぎません。

重度の高血圧が、妊娠中にも見られることがありますが、この種の高血圧症は治療可能です。分娩時までには血圧調整ができます。母親が新生児を分娩したら、母親の血圧はたいてい正常範囲に戻ります。副腎（腎臓の上にあるホルモン分泌腺）や脳にできる腫瘍でも高血圧は起きますが、症例によっては治療可能です。手術によって、これらの高血圧の多くが治療できます。

しかし、「本態性高血圧症」と呼ばれる九〇％から九五％の高血圧症の原因は明らかでありません。本態性高血圧症とは原因不明の高血圧の総称です。「ストレス」という言葉が、この高血圧現象を説明するためよく用いられますが、医師の間ではこのストレスの役割について懐疑的な人がいます。

医師は慎重に、その因果関係を観察しなくてはならないからです。

ストレスとは何でしょう？　ストレスはどのように測り、数値に変えればいいのでしょうか？　ストレスはどのように血圧と関係しているのでしょうか？　ストレスを測定することは難しいため、ストレスと高血圧についてあまり研究が行われてきませんでした。ストレスをテーマにした医学研究が行われないのは、酔っ払いが夜の通りでカフスボタンを落としてしまった時、暗い所は探そうとせず、街灯が当たる場所だけでボタンを探し回っているようなものです。酔っ払いに尋ねてもこう答えるでしょう。「だって明かりの下の方が探しやすいでしょう」。腎臓はよく調べられている臓器ですが、ストレスは測定が困難なため、十分な研究がされていません。先程の酔っ払いの例では、明かりが当たっていたのは腎臓についての研究領域で、探すべきカフスボタンはストレスということになります。この状況はごく最近まで続いていました。怒り、恐怖、不安といった人間の感情が高血圧の原因として大切な役割を持つであろうと、一般的に考えられていましたが、ストレス関連のデータを集める方法が不十分でした。したがって、多くの医学研究者は、ストレスに悩む患者を前にしても、ストレスの研究に取り組もうとしなかったのです。しかし、状況は刻々と変化しています。九〇％から九五％は原因不明だという高血圧患者を前にし、ストレスを感じるとはどういうことかの定義がなされ、本態性高血圧の多くがストレスが原因であることが明らかになろうとしています。

ストレスは長年、心理・身体的な問題となってきました。実際、何度も何度も、この言葉は誤った定義がされ、濫用されています。人によってストレスの意味が違っているのです。例えば、感情的なストレスは、家族喧嘩をしたり、愛する人を失ったりした時に生じます。高温や低音にさらされるといった環境ストレスは、これとは全く違う現象です。身体的なストレスは、副腎からステロイドホルモンが過剰分泌された状態といわれており、ハンス・セリエ博士が説を唱えました。ステロイドホルモンは、生物が生存するためには大変重要で、ストレスに非常に敏感な指標であると、博士は考えたのです。このようにストレスには様々な意味があるので、しっかりとした定義がなかったことは、過去の研究の大きな障害になりました。

ワシントン大学医学部の精神科医であるトーマス・H・ホームズ博士とリチャード・H・レイ博士は、ストレスになる出来事の評価尺度を考案しました。年齢、背景、社会階級が異なる何百人かの人を対象に質問調査を行いました。生活の中で大変な出来事が起きた時、元の状態に戻るのがどのくらい大変か、一つ一つの出来事に順位をつけてもらったのです。ホームズとレイは、でき上が

表1　変化に適応しなければならないストレス

出　来　事	ストレスの大きさ
配偶者の死	100
離婚	73
夫婦の別居	65
拘置所生活	63
親しい家族の死	63
自分の怪我や病気	53
結婚	50
解雇	47
婚姻調停(離婚裁判)	45
退職	45
家族の健康変化	44
妊娠	40
セックス不和	39
新しい家族が増える	39
転職	39
収入の変化	38
親友の死	37
職場の配置転換	36
配偶者との口喧嘩の回数の変化	35
1万ドル(100万円)以上の借金	31
借金の担保差し押さえ	30
職場の地位の変化	29
子供が実家を離れる	29
法律上のトラブル	29
個人的に大成功する	28
妻が働き出す，または仕事を辞める	26
入学や卒業	26
身の回りの生活変化	25
自分の趣味の変化	24
上司とのトラブル	23
労働時間や条件の変化	20
引越し	20
転校	20
休養内容の変化	19
教会活動の変化	19
社会活動の変化	18
1万ドル(100万円)未満の借金	17
睡眠習慣の変化	16
家族団欒の回数の変化	15
食習慣の変化	15
休暇	13
クリスマス	12
軽犯罪法違反	11

ったリストを「社会再適応尺度」と名づけました（表1）。その尺度は、三九四人を対象に作成されたものです。尺度の点数は、結婚を五十点、配偶者の死亡を一〇〇点として、様々な生活上の出来事が何点になるか評価してもらい、その平均値を計算したものです。リストの一番となったのは、やはり配偶者の死です。両医師のその後の調査では、夫や妻が死亡すると一年以内に自分も死亡する例が、同年代の人に比べて一〇倍も高いことが分かりました。また離婚した人は、一年以内に病気になる割合が、結婚している人に比べて一二倍高かったのです。両医師によれば、人生の変化というのは「善き」につけ「悪しき」につけ、ストレスを起こすもので、病気にかかりやすい原因となります。

私たちの研究方法は、ストレスとは行動修正が必要な環境や状況であると定義している点で、この尺度と同じ考え方をしています。ストレス状況は、例えば急激な文化の変化、都市化、移住、社会経済的変化、不安定な現状に関連しています。私は、この実用的な定義を、初期の研究の中で定式化しました。これらの研究は、ハーバード大学医学部のソーンダイク記念病院とボストン市民病院で、メアリー・C・ガットマン博士と共同して行ったものです。この研究により、どのようにストレスが血圧に関係しているのか測定するスタート台に立つことができたのです。

高血圧になるのは誰か?

行動修正を必要とする最も顕著な状況は、生命を脅かす出来事です。一九四七年の四月一六日にテキサス市で、火薬を満載した船が、ビキニ環礁での原子爆弾の威力に相当する大爆発を起こしました。研究報告によれば、この地域で診療していた医師たちは、爆発後何日間も自分の受け持ち患者の血圧が非常に上昇したことに気づいたそうです。第二次世界大戦では、レニングラードで武装兵士に包囲されたロシアの住人が、包囲されている期間血圧が上昇していたことを、何人もの医師が確認しています。

のんびりした生活に慣れていた人が都会の生活に合わせないといけなくなると、急激ではありませんが、比較的速やかに変化が起こります。今までの社会的役割が通用しなくなり、新しい役割を果たさなくてはいけなくなった人が、どのような影響を受けるのか調べた研究がいくつかあります。それらの研究結果は、高血圧が都市生活への適応と密接なつながりがあることを示しました。例えば私たちの研究を一つ紹介すると、プエルトリコの田舎に住む住人の血圧測定をしたところ、高血圧症になっている人は一人もいませんでした。一方、比較対照になったプエルトリコ都市部の住人は、一八%の人の血圧が高血圧領域に達していました。別の例では、フィージー諸島の住人は、「西洋化」している人ほど高血圧の頻度が高いことがわかりました。アフリカのズールー族という一族が、原野から都市部に移住したら、血圧が上がったという研究報告もあります。都会の生活に溶け込もうとするストレスは、どうやら高血圧進展の重大な要因になるようです。アメリカ社会では転職率が高く、家族ごと引越しをする機会が何度もある状況を考えてみてください。アメリカ人は一生の間で、何回も人によっては一〇回以上も引越しをしますし、田舎から都会に移ったり、都会から都会に移ったりと実に様々です。何ごともオープンなアメリカ社会では、行動変化が何度も必要なことが、これまでの説明で分かってきたのではないでしょうか。

住む場所が変わったり、再び社会適応をしなくてはいけない状況よりも、いわゆる出世の階段を登ることの方がストレスが大きいのではないでしょうか。長年待ってやっと望んだ地位が得られたとしても、自分には実力がなくその地位にふさわしくないと感じていると、血圧が上がる可能性があります。L・E・ヒンクル博士とH・G・ウォルフ博士は、「ホワイトカラー」と呼ばれる知識を要する職種に変更になった大卒の人と高卒の人の血圧測定値を比べたのですが、教育年数が少ない人ほど高い血圧を示すことが分かりました。ホワイトカラーの仕事は、教育年数が少ない人にとっては大学を卒業した人より大きな行動修正を必要とするものだったのです。

その他の研究でも、環境と高血圧症の密接な関連を示していますが、それと同時に、黒人は白人に比べて生まれつき高血圧になりやすいという定説には疑問を投げかけています。最近、グレイター・ニューヨークという健康保険会社から、次の様な情報を載せたパンフレットが大々的に配布されました。

「アメリカでは、高血圧は黒人がかかりやすい一般的な病気で、黒人の寿命を縮める重大な原因になっています。若い人や中年の人において、黒人がこの病気にかかる数は白人の三倍から一二倍となっています。黒人の方が、高血圧が早い時期から進行し、より若い年齢で死亡する傾向があります」。

黒人が白人より高血圧になりやすい理由は、生まれつきのものなのでしょうか？　それとも行動修正を必要とした結果なのでしょうか？　E・ハーバーグらミシガン大学の研究チームは、デトロイト近郊でスラム街など「ストレスが高い」区域で生活している黒人の血圧を測り、同じ近郊でも中流階級の人が住んでいる区域で生活する黒人の血圧値より高いことを発見しました。一生スラム街に閉じ込められていると感じていた黒人は、非常に血圧が高くなっていたのです。確かに、スラム街の生活は常に行動修正を要するものといえます。

ミシシッピでは、社会経済的条件が同じ人を合せて白人と黒人の高校生の血圧値を比較したところ、両群の間には差がありませんでした。生活水準が同じ白人と黒人同士では、白人の血圧は、黒人の血圧と同じだったのです。これらの結果は、長年信じられていた黒人の方が高血圧にかかりやすいという考えに疑問をもたらしました。黒人に高血圧が多いのは生まれつきでなく、おそらく黒人の方が生活水準が低くストレスを多く受けていることと関係しています。

都会と田舎の違いであろうが、スラム街の存在であろうが、行動修正の必要があることは確かで、今日多く見られる高血圧の底流に潜んでいるのかもしれません。私たちはとても大変な時代に生きています。人は急激な変化にさらされ、常に不安に直面しています。人は、現代の大病である高血圧を引き起こす、ストレスという名の悪影響を受けない訳にはいかず、そのストレスに対して体はなすすべもなく、身体的平静が失われていきます。イリノイ大学医学部のA・M・オスフェルドとR・B・シェケルはこう述べています。

「人の生活は都会的になり産業が高度に発達して、人間関係がどんどん不確かなものとなっています。世界の多くの現代人は、毎日色々な人に出会ってどうなるか分からない状況に遭遇し、慣例や伝統は正しい行動の指針になりません。すると体や精神の害はいつまでも存在し、逃げたり戦ったりすることもできず、常に警戒しておかなくてはいけません」。

血圧上昇は、その人がどれだけ環境の変化と不確かな状況に置かれているかによる面があり、その状況に適応する力が生まれつきどのくらいあるか、またはどのくらい学習して適応できるようになったかによる面があります。

ストレスの影響についての議論は、定義や心理的身体的反応があいまいな点だけが問題になっているのではなく、ストレスの影響が個人によって違う点にもあります。ストレスの影響を受けやすく、結果として高血圧になりやすい特有な性格があるという説が提唱されています。つまり、高血圧症性格があるというのです。神経質で不安が強い人は、表面上落ち着いている人より、本当に高血圧症になりやすいのでしょうか？　私たちは、そのような高血圧症性格はないと考えています。行動修正が必要な状況が重なれば、誰でも高血圧になる可能性があるからです。

高血圧症性格の考え方は、後ろ向き研究から得られた考えです。後ろ向き研究とは次のようなものです。高血圧等の病気に既になっている人を集めて性格などの指標を測定し、次に病気にかかっていないこと以外は状況が同じ人を集め、その性格を両群で比較する方法です。後ろ向き研究では、高血圧の人は、自分の感情を上手に処理したり表現したりできないことが、繰り返し示されました。それらの研究では、対象となった高血圧症患者には高血圧症性格があると結論づけられたのです。

この種の理由づけは明らかに間違っています。なぜなら、高血圧という病気自体が性格に影響を与え得るものだからです。まず高血圧症になっていない被験者を集めて検査し、性格を調べ、それから時間を追って経過観察するという「前向き研究」が行われる必要があります。何人かの人が高血圧症になっていくでしょう。高血圧症になった被験者の数が十分になったら、その高血圧症になった被験者とまだ高血圧になっていない被験者の間で、問題となった性格を比較することができます。そういった研究はこの本の初版刊行時には存在していません。

高血圧になる重大な要因は、絶え間なく行動修正をしなくてはならない環境に対して対応する必要があることだと、繰り返し述べてきました。今日のように環境が変わらず大変だとしたら、行動修正が必要なこの状況にもっと気づかないと、あなたの血圧も上がってしまいます。ここでは、私たちがストレスをどのように考えたら良いのか、新しい考えを示したのです。現代の複雑な生活は複雑になるばかりなので嫌になってしまいますが、私たちはこの生活を変えることができますし、もっと効果的に処理する方法を工夫することもできます。

体が発するストレス徴候

ここまでは、行動修正が必要な状況と高血圧の関係について、色々な説明をしてきました。しかし、身体的には何が起きるのでしょうか？　一体どのようなメカニズムで、こういった行動修正が必要な状況によって高血圧になっていくのでしょうか？　そうです、闘争・逃走反応です。人はこうした状況に本能的に反応して、無意識のうちに闘争・逃走反応を活発にします。

この闘争・逃走反応は、ハーバード大学医学部の生理学名誉教授であるウォルター・B・キャノン博士が二〇世紀初頭に、「緊急反応」として初めて記載したものです。第一章で述べたように、闘争・逃走反応は、動物が走ったり戦ったりする準備となります。血圧上昇、心拍数増加、呼吸数の増大、生体代謝すなわちエネルギー燃焼の増加、そして腕や脚の筋肉への血液流入量の著増が、変

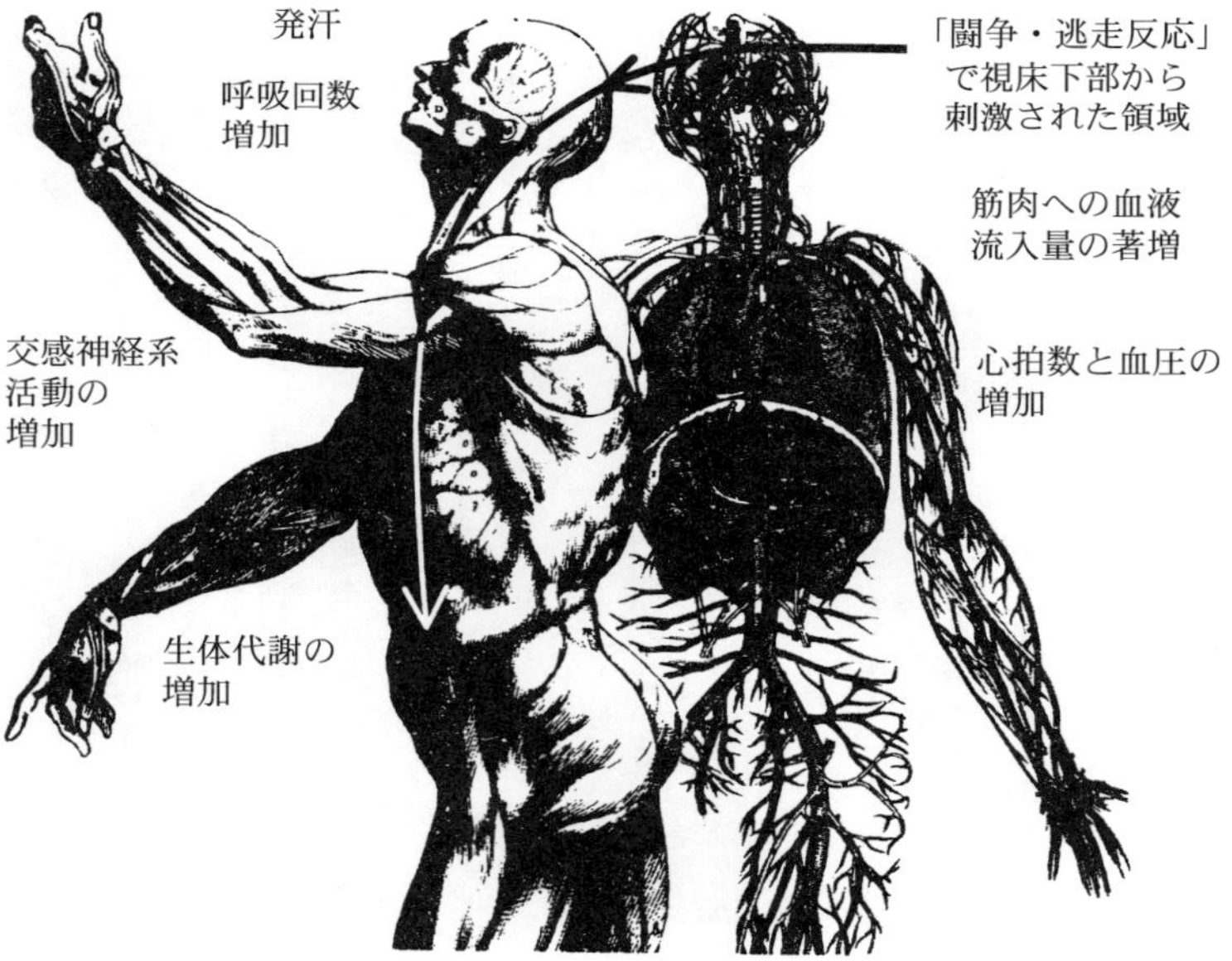

図 7　闘争・逃走反応に関連した身体変化
（16 世紀のベサリウスが描いた解剖図）

化として挙げられます（図7参照）。闘争・逃走反応が活発になればなるほど、高血圧になる可能性が高まり、実際に戦ったり逃げたりできない状況に置かれると特に病気になりやすいと、私たちは考えています。

チェコの科学者であるJ・ブラッド博士とその仲間は、闘争・逃走反応の身体的特徴に重点を置き、健康で若い成人男性を集め、血圧、心拍出量、筋肉への血液流入量を測定する基本的な実験を行いました。基礎データを取るため、まず被験者に横になってもらい、身体機能を測定しました。被験者はそれから、暗算をするよう指示を受けました。一一九四など四桁の数字から一七を連続して引き算しました。「始め」の合図で、最初の数字から一七を引き、答えが出たらその数字からまた一七を引くという作業をずっと繰り返すのです。背後ではメトロノームがカチ、カチ、カチと音をたてて時を刻みました。さらに被験者の周りに友達を集めて、カチ、カチと音がする中で、「私の方がもっと上手にできたぞ」などと言ってもらいました。

これだけプレッシャーをかけると何が起きたか想像できると思います。血圧が上昇し、筋肉への血液流入量が増加し、心拍出量が増加するという闘争・逃走反応と同じ一連の反応が、時間に追われて暗算するという心理的負荷によって簡単に起こすことができたのです。私たちの多くが日常生活で受ける心理的負荷はもっと大きいのですから、この実験で得られた反応の測定値を、そのまま日常生活のストレスの大きさの分だけ掛け合わせたらどうなるでしょう。闘争・逃走反応が一過性の高血圧を起こす可能性があることは明白です。行動修正を必要とする状況が特異的な身体変化をどのようにもたらし、闘争・逃走反応を生み出すのか理解できたのではないでしょうか。私たちは皆、基本的に同じ生体機能をもった人間であり、ストレス状況に対してこの共通した生まれつきの反応を起こします。何がストレスかは各人で異なり、その人の価値観によるのでしょうが、私たちの社会が、全員に何らかのストレス状況を押しつけていることは間違いありません。

研究がさらに進み、慢性的に闘争・逃走反応が引き起こされると、一時的な高血圧から永久的な高血圧症へと移行することが分かりました。スエーデンのゲーテボルグ大学のB・フォルコー博士とE・H・ルビンスタイン博士は、ネズミの脳の視床下部と呼ばれる場所にワイヤーを埋め込みました（図8参照）。視床下部は、闘争・逃走反応を引き起こす中枢の場所です。研究者がワイヤーから電気刺激を加えて、闘争・逃走反応を人工的に起こす訳です。ワイヤーをつけたネズミをそれから二つのグループに分けて、一つのグループにだけ電気刺激を加えました。刺激して闘争・逃走反応が活発になったネズミは、血圧が上昇するようになりました。電気刺激を加えなかったネズミは、血圧が低いままでした。

行動修正が必要な一つの出来事が何度も起きると、闘争・逃走反応が繰り返し活発になります。ついには、この繰り返しにより永久に高血圧となるのです。私たちが提唱する説は、人間もこのようにして永久的な高血圧症になっていくと考えています。慢性的に闘争・逃走反応が引き起こされ

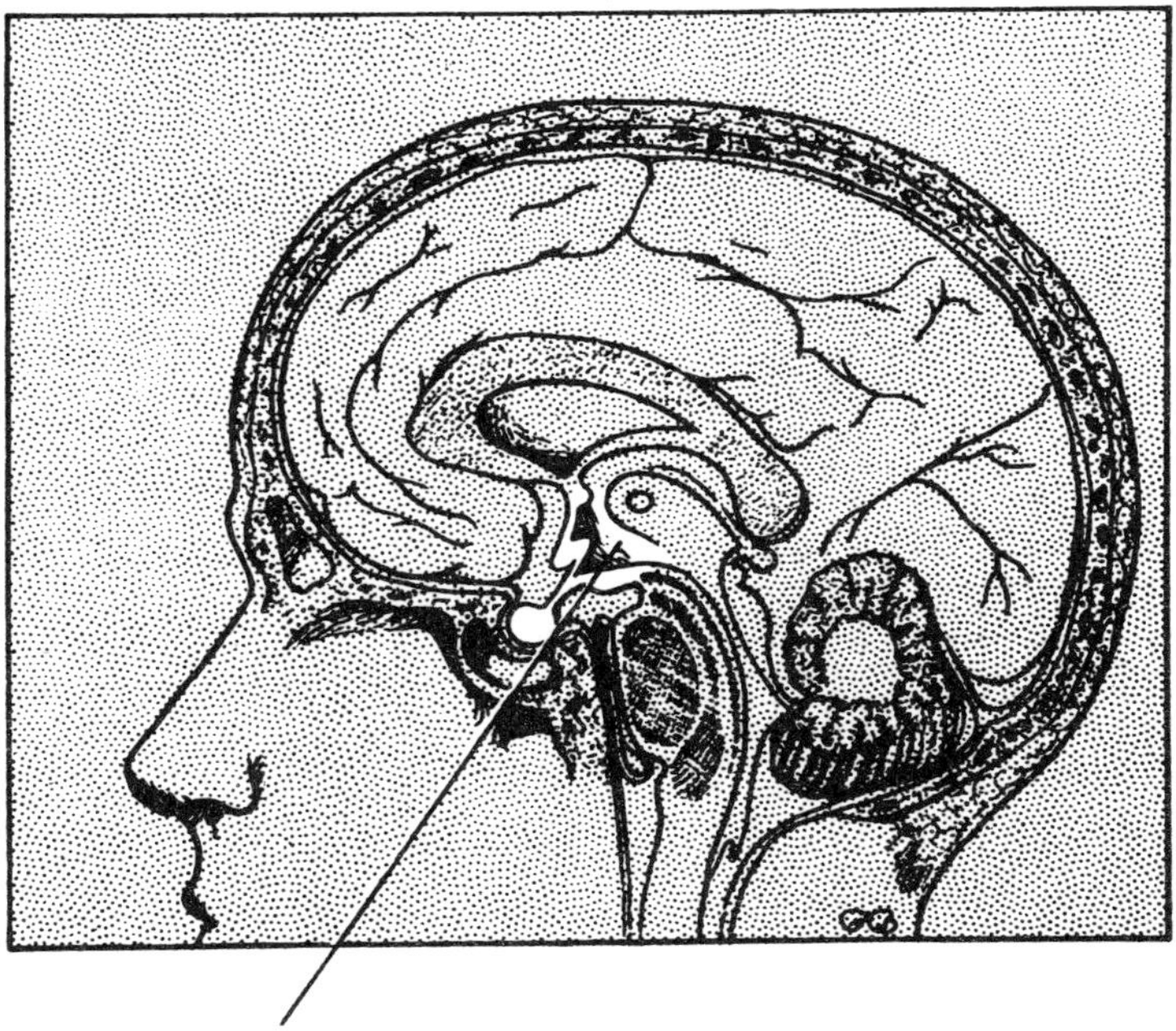

図8　脳の視床下部

ると、血圧が一時的に上がるだけで済まなくなり、永久的な高血圧症になってしまうのです。

昔は、闘争・逃走反応は進化において重要な意義がありました。この反応をもつ者は高い確率で生き延びることができ、その能力を子孫に伝えたのです。私たちは慢性的に闘争・逃走反応を起こしていますが、現代社会では自然に任せて闘ったり走り回ることを許しません。例えば、あなたの上司があなたを怒鳴りつけたら、逃げ去ってはいけないし、殴っては絶対いけないのです。私たちの生まれつきの反応は変わらず、社会が変わりました。闘争・逃走反応が起きても、私たちはそれを本来の目的に使用してはいけないのです。

神経系には、自分の意志で働く（随意神経系とそうでない不随意神経系があります。闘争・逃走反応が起きる時、交感神経系と呼ばれる不随意神経系の一部が、非常に活発となります。あなたが腕を上げたいなら、骨・筋肉の随意神経系を自分で調整して、持ち上げることができます。一方、不随意である自律神経系は、心拍数や血圧の調整、規則正しい呼吸、食物の消化など通常は意識に上らない日常の生体機能を担っています。闘争・逃走反応が起きる時、自律神経または不随意神経の一部である交感神経系が機能します。交感神経系は、アドレナリン（別名エピネフリン）とノルアドレナリン（別名ノルエピネフリン）という特別なホルモンを分泌することで活動します。エピネフリンやその関連ホルモンは、身体変化を起こして血圧、心拍数、代謝を増加させます。

闘争・逃走反応では一連の反応がまとまって起きます。その理由は、反応が視床下部という脳の

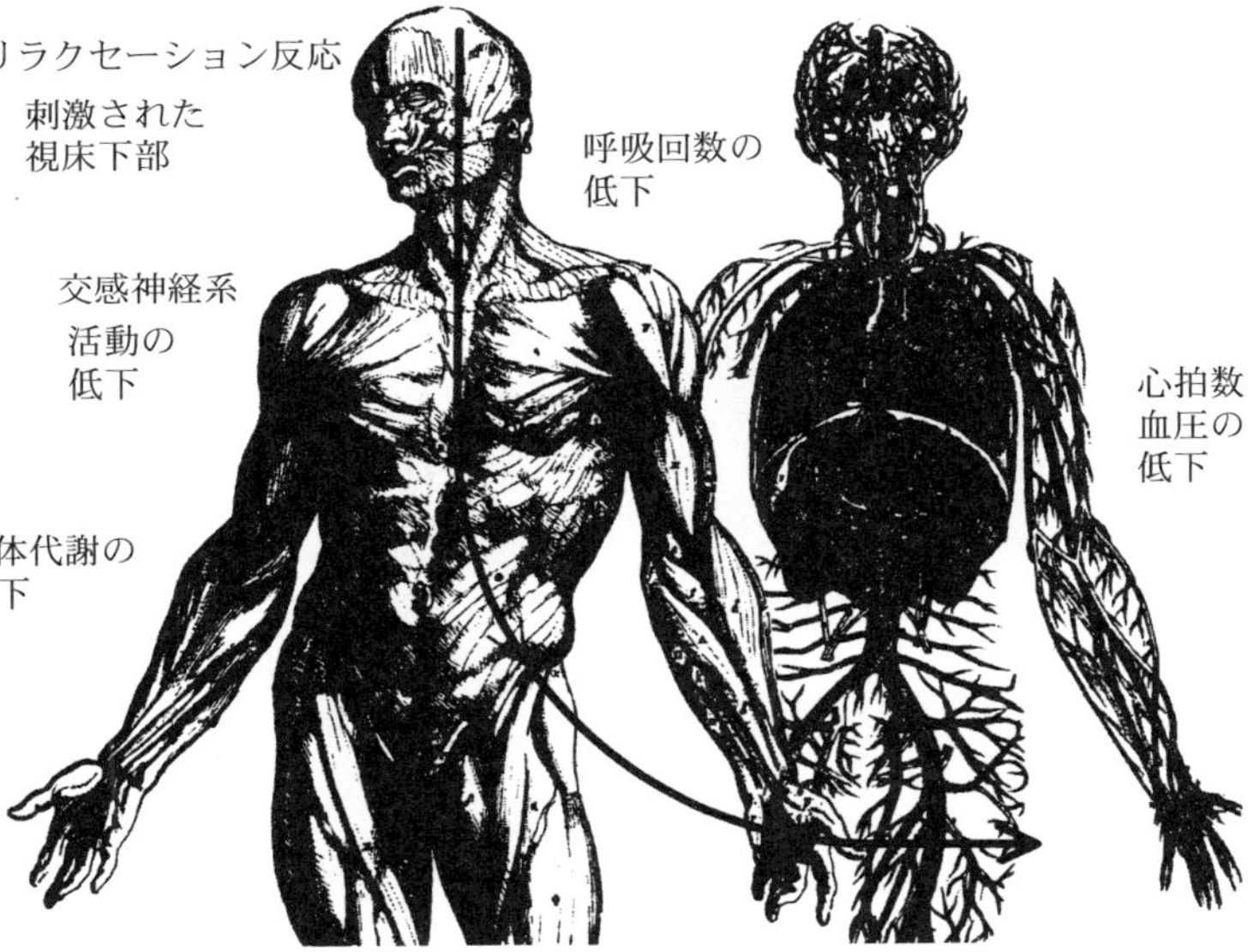

図9　リラクセーション反応に関連した身体変化
(16世紀のベサリウスが描いた解剖図)

中枢領域で調整されているからであり(図8参照)、ほとんどの反応が命令と同時に起きるからです。視床下部の特定の部位が電気刺激されると、アドレナリン（もしくはエピネフリン）とその関連ホルモンが、交感神経系によって調節されながら放出されます。

闘争・逃走反応は交感神経の過活動に関係していますが、同じ神経系を静める別な反応がありまず。この別な反応を定期的に起こすことで、高血圧患者の血圧が下がったという確かな証拠があります。これがリラクセーション反応であり、交感神経系の活動を抑える、闘争・逃走反応とは正反対の不随意な反応です(図9参照)。現代の生活内容を変えることは容易ではないので、積極的にリラクセーション反応を起こすことで、高血圧症など闘争・逃走反応に関連した疾患を予防したり治療したりできるかもしれません。

第四章

私たちは、体の不調をもたらす周りの環境変化に本当に適応することができるのでしょうか？現代は、かつてない厳しい試練の時を迎えています。第三章で示したように、繰り返し不適切な闘争・逃走反応が起きると、周りの環境変化の速さに精神や体がついていけなくなります。実際、高血圧の発症率や心臓病や脳卒中による死亡が急増している事実が、私たちが適応できていないことをはっきり示しています。環境は今後も優しく安定したものにはなりそうにありません。したがって私たちは、二一世紀の生活の難題に対処するため、何らかの対抗手段が自分自身の体にないか捜さなくてはいけないのです。私たちは、自らの心をコントロールして、自分にかかるストレスへの身体反応を変化させることができないものでしょうか？

心のコントロール

この問題に取り組んだ行動科学的な実験が何十年も行われてきました。ハーバード大学のB・F・スキナー博士は、行動がどれだけ環境によって決まるのか示しました。環境が変われば、あなたは行動を変えることができるのです。スキナーの行動科学的実験では、目に見える筋肉骨格系の影響を扱いました。例えば、動物がボタンやレバーを押したら餌などの褒美《ほうび》を与える作業を繰り返し、動物がその動作を何回もするよう訓練しました（スキナーは強化と名づけました）。具体例を挙げると、ハトに特定の鍵をつつかせるため、ハトがその鍵に近づく度にスキナーは餌を少しずつ与えました。ハトがさらに近づくと、褒美として別の餌をそこに置きました。遂に、スキナーは、その鍵を何回もつつくようハトを訓練することができました。餌を与える強化によって、その動物を一つの行動へと導き、行動形成することができたのです。専門的にいえば、スキナーは、動物の随意的な筋肉系の行動を「形成」することに成功しました。

ニールE・ミラー博士は、スキナーの研究をさらに進め、自律神経系について取り組みました。つまり、筋肉系の随意的行動だけでなく、自分では動かせない不随意的行動も同様に変化させることができたのです。ミラーの研究によって、不随意な生体活動のコントロールが、バイオフィードバックにより可能なことが示されました。（訳者注：バイオフィードバックとは人間や動物が本来自覚できない生体情報を、工学的機器を使って生体が知覚できる形に変換し、その変換信号を変化させるよう練習することです。例えば、一拍毎の心拍をブザー音に変換させて、そのブザーのリズムがゆっくりとなるよう練習します。）この領域の先駆者であるミラーは、動物の耳の血流量など不随意な生体活動を変化させる実験を何年も行いました。

望ましい成果が得られた時、報酬を与えるのが行動科学的手法なのですが、バイオフィードバックの実験では、その望ましい成果が生体機能になる訳です。簡単にいうと、バイオフィードバックを提唱している人たちは、生体機能を心で自覚すると、その機能をコントロールする力が増すと考えています。人間の骨格筋は、脳が司令する随意神経によって動かされていることは昔から分かっていました。しかし、人間は不随意反応もコントロールできるということは、つい最近分かった知見なのです。血圧、心拍数、体の各部位の血流量といった不随意な活動を調整する器官は、自律神経系と呼ばれています。バイオフィードバックは内臓学習と呼ばれることもありますが、人間の不随意神経または自律神経系をコントロールするのです。

バイオフィードバックの概念を基にして、ミラーはネズミを訓練し、様々な生体内の不随意活動を適切な褒美と罰を与えながら変化させました。この訓練では、ネズミの生体機能の変化を時間を追って測定し、望ましい反応が出た時はフィードバック信号としてネズミに合図を送り、その変化に対して褒美を与えました。ミラーの「バイオフィードバック」は、先程説明したスキナーの手法(「オペラント条件づけ」と呼ばれています)を基にしています。ミラーはスキナーと同じ強化方法で報酬と罰を与え、自律神経系という不随意といわれていた機能を、望んだ形に変えることができたのです。

私たちは、行動を介して血圧をコントロールするため、オペラント条件づけとバイオフィードバックを用いた研究を行いました(研究協力者は参考文献の章を参考)。私たちは血圧情報をフィードバックする装置を開発し、褒美や罰を与えながら、実験室のサルの血圧を上げたり下げたりするよう訓練しました。また高血圧の人間においても、同じ方法で血圧を下げることができる研究結果を示しました。人を対象にした研究では、まずハーバード大学とボストン市民病院の研究倫理審査会の許可をとり、被験者の権利と安全を保証する約束をしました。実際に研究を始める前には、すべての権利と起こり得る危険性について各被験者に説明し、文書で研究参加に同意してもらいました。こうして研究が始まり、患者に測定モニターを装着して、自分の血圧上昇や下降が常に分かるようにしました。そうしたフィードバックを行うと、患者は自分の収縮期血圧の下げ方を、はっきりと学ぶようになりました。しかし私たちがどのようにして血圧を下げたのか質問しても、リラックスした考えをしただけですという答しか得られませんでした。本当にそうだったとして、私たちに疑問が残りました。ではバイオフィードバックの装置を使う意味は何だったのだろう?

結局、バイオフィードバックにはいくつかの大きな短所があるのです。まず、複数の身体機能を同時にフィードバックしたり変化させたりすることが通常はできません。また、バイオフィードバックの装置は非常に高価である上、身体変化は微妙なので慎重に測定する必要があります。心拍数を例に取ると、測定機械は一拍ごとの間隔を正確に捉え、すぐさま被験者にフィードバックしないといけません。さもなければ、心拍数の増減を自覚することができず、正しい報酬が得られなくなります。ミラーは実験によって、不随意の機能を意図的に変化させることができる事実を示しましたが、その後の詳しい研究により、バイオフィードバック以外の方法を使っても同じ結果が得られることが明らかになりました。

しかしそういった研究が行われる何世紀も前から、身体機能はコントロールできるという、目を見張る主張が東洋にはありました。その主張によると、ヨーガや仏教の禅といった古代からの瞑想方法を使うことで、身体機能がコントロールできるというのです。ヨーガは、何千年も伝わるインド文化の一部ですが、人間が心を極めるにはどうしたらよいか探求した古代ヒンズー人の努力により、最高な形となりました。ニューデリーでは、B・K・アナンド博士と二人の研究者が、ヨーガ行者を密封された鉄の箱に入れて実験を行いました。行者は酸素消費量や代謝率を低下させることができ、その変化に交感神経系が部分的に関与していることが報告されました。それ以降、心臓の拍動を自発的に止めるなど、現象学的には奇妙に思える行為を報告する研究が続きました。しかしそうした続報は、データ解釈が間違っているか、発表そのものが誤っていることが、B・K・アナンド博士やW・A・ベンガー博士の別の研究によって明らかにされました。一九五〇年代から六〇年代にかけて行われた別の研究によると、日本の禅僧が深い瞑想を習得すると、酸素消費量や代謝率を二〇%減少させることができたと報告されました。二〇%というのは、通常は四、五時間眠らないと達成できない数値です。これらの所見により、ある種の心の意識的な行為により、体の「不随意な」メカニズム、すなわち自律神経系機能が変化可能なことが示されたのです。

脳波計を用いた研究でも、ヨーガや瞑想修行者が脳波を変化させることが確かめられました。脳波計とは、頭皮や額に電極を付けて脳の微弱電流を測定する機械です。東京大学の笠松博士と平井博士は、禅僧が目を半分開けて瞑想すると、α《アルファ》波が優位になることを発見しました。α波とは、心地よい状態の時に発せられる脳波です。さらに、そのα波は瞑想中ずっと振幅を増大させたのです。インドのB・K・アナンドとその仲間たちは、ヨーガ瞑想中に同じ増幅が起きたことを報告しました。

ヨーガや禅といった瞑想方法は、西洋の生活にも入ってきました。超越瞑想は幅広く練習されている瞑想方法の一つですが、ビートルズなどの芸能人が活躍した一九六〇年代に初めて有名になりました。超越瞑想は英語の略でTMと呼ばれることもありますが、今や五〇万から二〇〇万人もの実践者がいる全世界的な瞑想法となっています。

一九六八年に超越瞑想の修行者たちが、ハーバード大学医学部の実験室を訪ねてきました。私たちは、その実験室でサルの行動と血圧の関係を研究しているところでした。彼らは超越瞑想で自分たちの血圧を下げることができるから、自分たちを研究してくれないかと申し出たのです。私たちは彼らに丁重に挨拶してお引き取り願いました。当時、瞑想は私たちの研究とは全く関係なかったのです。

しかしながら、超越瞑想家たちは一度追い返されてもくじけませんでした。彼らは主張を続け、最初のノーの返事をイエスに変えました。私は予備調査をするだけなら害はなく、逆に何かすばらしい結果が出るかもしれないと感じたのです。こうして瞑想が血圧を下げることができるか調べる研究が始まりました。このハーバードの研究とは別に、カリフォルニアでも他の研究者が同じような研究をしている最中でした。カリフォルニアの研究は、ロサンゼルスのカリフォルニア大学で生理学の博士課程にいたR・ケイス・ワレスが、アーチエ・K・ウィルソン博士と組んで行っていました。彼は超越瞑想の生理学的研究で博士号を取得してワレス博士になった後、ボストン市民病院のハーバード・ソーンダイク記念研究室の私たちの研究チームの一員となりました。

第一段階として、瞑想研究に関する既存の文献を注意深く読み返したのですが、症例や結果が実に様々であることに困惑しました。特にヨーガには色々な流派があり、被験者によって用いた方法、練習の仕方、達成度がまるで違うことが分かりました。すべての人は「より高い」意識を求めていたのですが、そのやり方が違っていたのです。完全に体を休めてリラックスし、目を覚ました状態で心をリラックスさせる方法もあれば、激しい運動をしながら瞑想する方法もあったし、呼吸など特定の機能に注意を集中して行う方法もありました。さらには、瞑想は厳しい掟と長期間の修行が必要だったため、結果がますますバラバラになったのです。瞑想に習熟していた人は一体誰で、どのようにその習熟度を評価すれば良いのでしょうか？　幸いなことに、科学的見地から見た場合、比較的条件が統一された単純なヨーガの方法として、マハリシ・マヘッシュというヨーガ行者が編み出した超越瞑想がありました。

超越瞑想の発展は、創始者であるマハリシ・マヘッシュに負うところが大きいのですが、彼は若い頃に物理学を学びました。シュリ・グル・デバからヨーガの教えを受けた後、マヘッシュは自分が学んだ物理学の見地から、ヨーガの本質的でないと思われる部分を取り除きました。彼は、西洋人が簡単に理解できるよう改良したヨーガを携え、インドを離れました。それから彼は、自分の方法を教えることができる指導者を育成する機関を設立しました。彼の方法は、高度な集中力や、特別な心や身体のコントロールを必要とはしません。したがって、初心者は誰でも短時間の練習で、簡単に「瞑想」できるようになります。

超越瞑想は驚くほど簡単な技法です。訓練を受けて指導者になった人は、これから練習する人に秘密の言葉や音や文章を与え、他の人には漏らさないよう約束させます。この言葉は、その指導者が直接会って各人に最も適したものを選ぶのですが、しゃべらなくても適切な言葉が何か「感じる」ことができるそうです。瞑想者は、自分の指導者からマントラと呼ばれる言葉をもらい、楽な姿勢で座りながら心の中で何度もそのマントラを繰り返します。マントラを繰り返す理由は、雑念を追い払うためです。瞑想者は受け身の態度をとるよう言われ、もし他の考えが邪魔しても、マントラに戻るよう指導を受けます。練習は朝に二〇分（通常は朝食前）と夕方に二〇分（通常は夕食前）瞑想するよう指導されます。私たちはマハリシ・マヘッシュの技法を、瞑想が血圧など身体機能に及ぼす影響を検討する瞑想・ヨーガのモデルとして、採用しました。

研究実験を始める前に、私はマハリシと会い、例え彼の活動にとって悪い結果が出たとしても、新しい研究に協力する意志があるか確認しました。マハリシは良い結果しか出ないと確信していたので、どんな研究結果が出ても受け入れる約束を固くしました。瞑想家を研究する段取りが決まったら、ボランティアを集めることは簡単でした。というのも、マハリシのもとで学んだ人たちは、自分たちの行っていることが自分だけでなく人類のためにもなると強く感じていたからです。さらに当時は、超越瞑想の練習中に何が起きるのか示す文献がなかったのです。ハーバードの研究倫理審査会の承認を再び得て、被験者に研究同意のサインをしてもらいました。

ボランティアのいく人かは、超越瞑想協会で働いていました。あとは学生、数学者、芸術家、サラリーマンなどがいました。年齢は一七歳から四一歳までで、瞑想の練習期間は一ヵ月から九年以上まで広がっていました。大多数の人は二年から三年の練習をしていました。研究の各参加者は背もたれ椅子に座り、測定器具を装着され、その装着器具に慣れるため三〇分間安静にしました。それから、測定が始まり、三セッションが連続して行われました。第一セッションでは二〇分から三〇分間静かに座り、第二セッションでは二〇分から三〇分間瞑想を練習し、最後のセッションでは瞑想を止めるよう指示をされてからさらに二〇分から三〇分間静かに座りました。

睡眠対瞑想

この実験によって、瞑想中に生体の酸素消費量が急激に減少することが分かりました(図10参照)。第二章で説明したように、一つ一つの細胞は、食物の栄養源を少しずつ燃焼させてエネルギーにします。栄養源を「燃やす」ため、細胞は通常、血流に乗って来た酸素を使います。酸素を使用した一つ一つの細胞の代謝量の総計が、生体の総酸素消費量、すなわち代謝量となります。瞑想に関連する主要な身体変化は、代謝率の低下です(図9参照)。代謝が低下した状態は、安静状態ともいえます。低代謝の別の状態である睡眠と同じように、瞑想は、生体エネルギー源の必要量を少なくします。

人間は、低代謝状態になることはまれです。低代謝になると、ただ椅子に座ったり横になるよりも酸素消費が少なくなります。実際、低代謝を誘発する状態は限られています。睡眠は一例ですし、動物の冬眠はもう一つの例です。瞑想の練習中に酸素消費量が顕著に減少した私たちの研究は、人間にもこうした冬眠に似た未知な反応が起きることを最初に証明した研究となりました。冬眠状態が起きているかどうか調べる方法として、直腸温の測定があります。冬眠中には直腸温が低下します。私たちの測定結果では、瞑想家の反応は冬眠とはいえませんでした。彼らの直腸温は瞑想の練習中には減少しませんでした。

それでは、瞑想に関連する身体変化は、もう一つの低代謝状態である睡眠の時に見られる反応と同じなのでしょうか？　実は睡眠とも似た点がほとんどないのです。睡眠と瞑想の両方とも確かに酸素消費量が低下します。しかしながら、睡眠と瞑想では酸素消費率に大きな違いがあるのです。睡眠中では、酸素消費は四時間から五時間かけて少しずつゆっくりと減少し、最終的には覚醒時と比べて約八％減少します。しかし瞑想中では、酸素消費率が最初の三分間で平均一〇％から二〇％も減少するのです(図11参照)。人間がこのような急激な変化を起こすことは、他の方法では不可能です。例えば、息を止めても、あなたの組織は身体内の酸素を使って同じ率だけ消費を続けるので、生体酸素消費量が減少することはありません。

瞑想と睡眠の身体変化のもう一つの違いは、脳波の所見にあります。α波というゆっくりとした脳波の強度と頻度が、瞑想中に大きくなりますが、この変化は睡眠中には通常見られません。α波の意味は完全には分かっていませんが、以前説明したように、人がリラックスした状態の時に起きることは確かです。瞑想中に起きる別の脳波パターンも睡眠中とは異なっています。例えば、睡眠中や夢を見ている時に急激な眼球運動がよく見られるのですが、その際に起きる特徴的な脳波が、瞑想中にはほぼ全く記録されませんでした。

したがって瞑想は睡眠の一種ではありません。睡眠の代わりとなるものでもありません。瞑想は睡眠と同じ身体変化をいくつか起こしますが、両者は全く別物ですし、互いに補い合えません。瞑想家の睡眠習慣記録を実際に見てみると、定期的な瞑想練習をするようになってから眠れるようになった人もいますし、かえって眠れなくなった人もいました。全く変わらないと報告する人もいました。

瞑想中には酸素消費量の低下と脳α波の増大と共に、血中乳酸濃度が著明に減少しました。乳酸は骨格筋の代謝の結果生成される物質で、不安に関係するといわれているため、とても興味深い所見となりました（図12）。

一九六七年に、セントルイスのワシントン大学医学部のF・N・ピッツ・ジュニア博士とジョン・J・マックルア・ジュニア博士が、神経症や頻繁な不安発作に悩む患者を研究調査しました。彼らは患者に生理食塩水か乳酸溶液を注射しました（点滴ボトルを並べ替え、患者も医師もどちらの溶液が注射されているか分からないようにしました）。乳酸溶液が点滴された時、すべての不安神経症

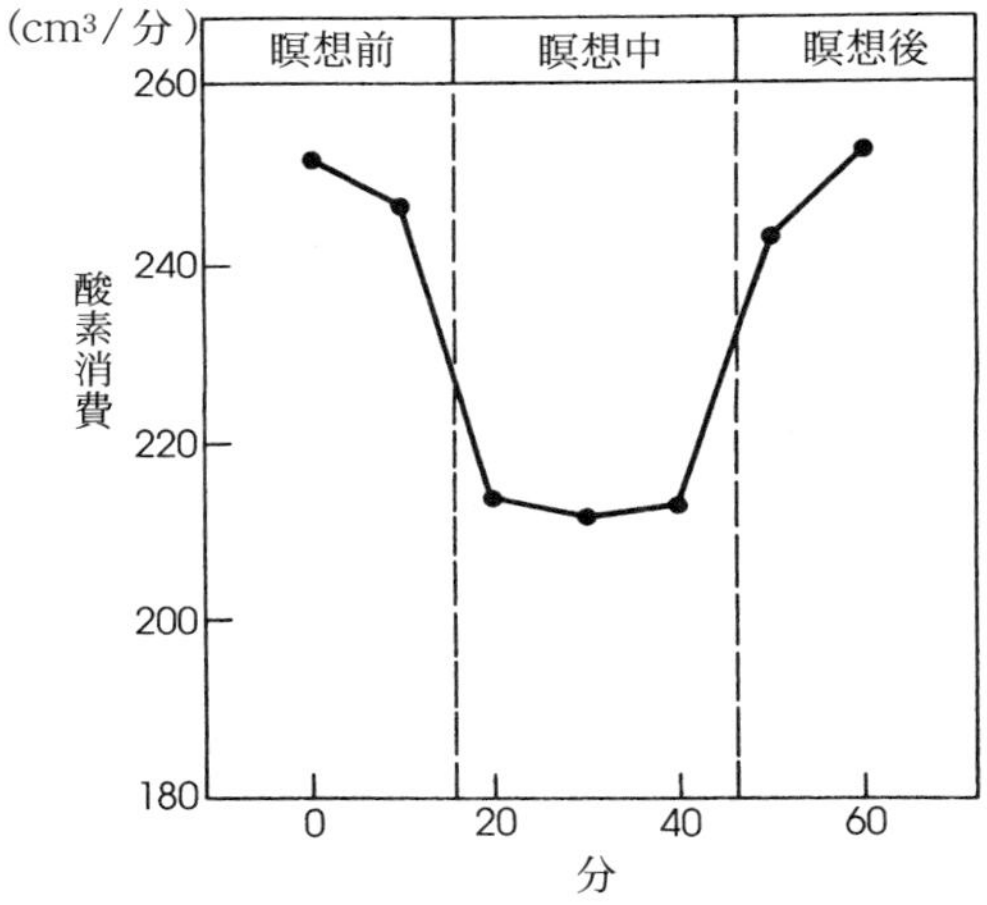

図 10　リラクセーション反応中の酸素消費量の変化
代謝率の大きな減少に注目して下さい。

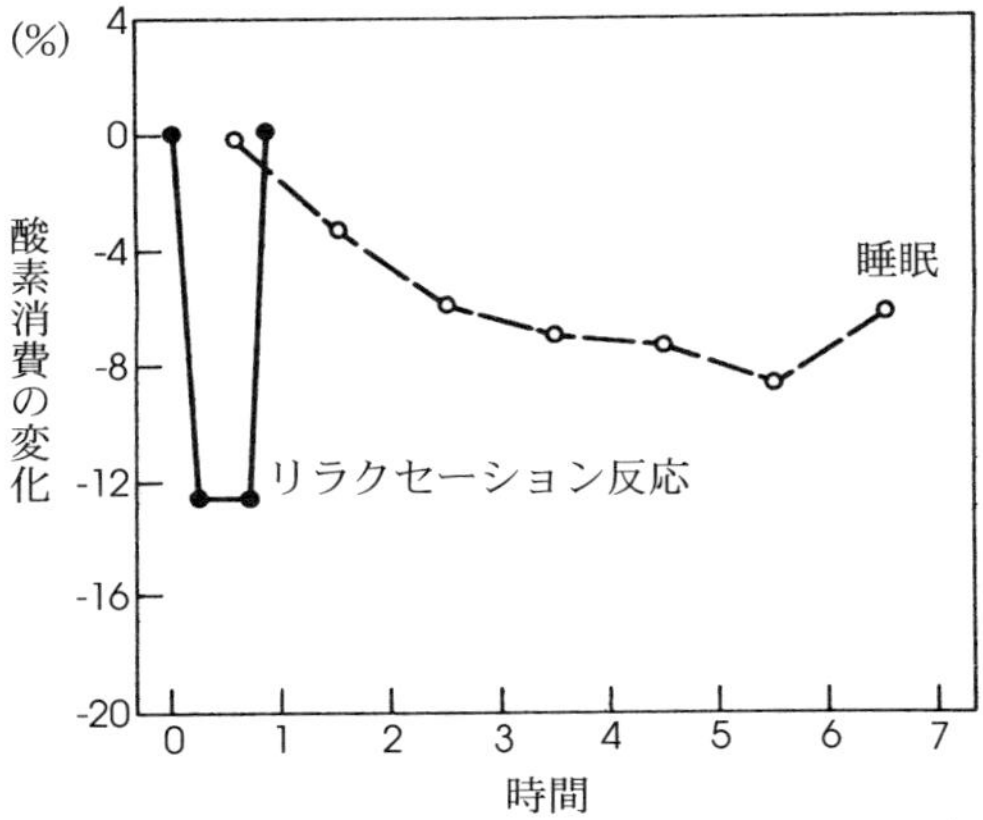

図 11　リラクセーション反応中と睡眠中の酸素消費量の変化の比較
リラクセーション反応による代謝変化は、練習中ずっと続いています。

患者が実際に不安発作を訴えました。もう一方の生理食塩水が注射された場合、不安発作の確率は非常に低かったのです。正常人に乳酸を注射してみると、二〇％の人が不安発作を訴えましたが、生理食塩水を注射された人は誰も不安発作を訴えませんでした。

もし乳酸の増加が、通常の不安発作を発生させる手助けになっているとしたら、瞑想家の血中乳酸濃度が低下した所見は、非常にリラックスして不安感が減ったという患者報告を支持することになります。血中乳酸濃度は最初の一〇分間に急激に下がりました。乳酸が減少する理由は不明ですが、交感神経系活動の低下と一致しています。以前説明したように、交感神経系は闘争・逃走反応が起きると活発になります。

酸素消費、脳波、乳酸レベルの変化以外にも、瞑想は交感神経系活動の低下と関連した非常にリラックスした状態であるという考えを支持する測定結果があります。ボランティアの瞑想家を対象にした実験では、心拍数は一分間に平均三拍低下し、呼吸回数も減少しました。超越瞑想の簡単な技法を練習した人のこれら身体変化すべては、瞑想を集中的に一五年から二〇年間続けるという高度な訓練を受けたヨーガや禅の熟練者に起きる変化と非常に似ていたのです。若くて健康な被験者を対象にした初期の実験では、血圧は変化しませんでした。瞑想家の血圧は、実験の前、最中、後のいずれの期間も下がったままだったのです。瞑想練習中の血圧は変わりませんでしたが、瞑想家の血圧がもともと低かったことは、将来の研究の方向性を示しました。おそらく彼らは、瞑想練習

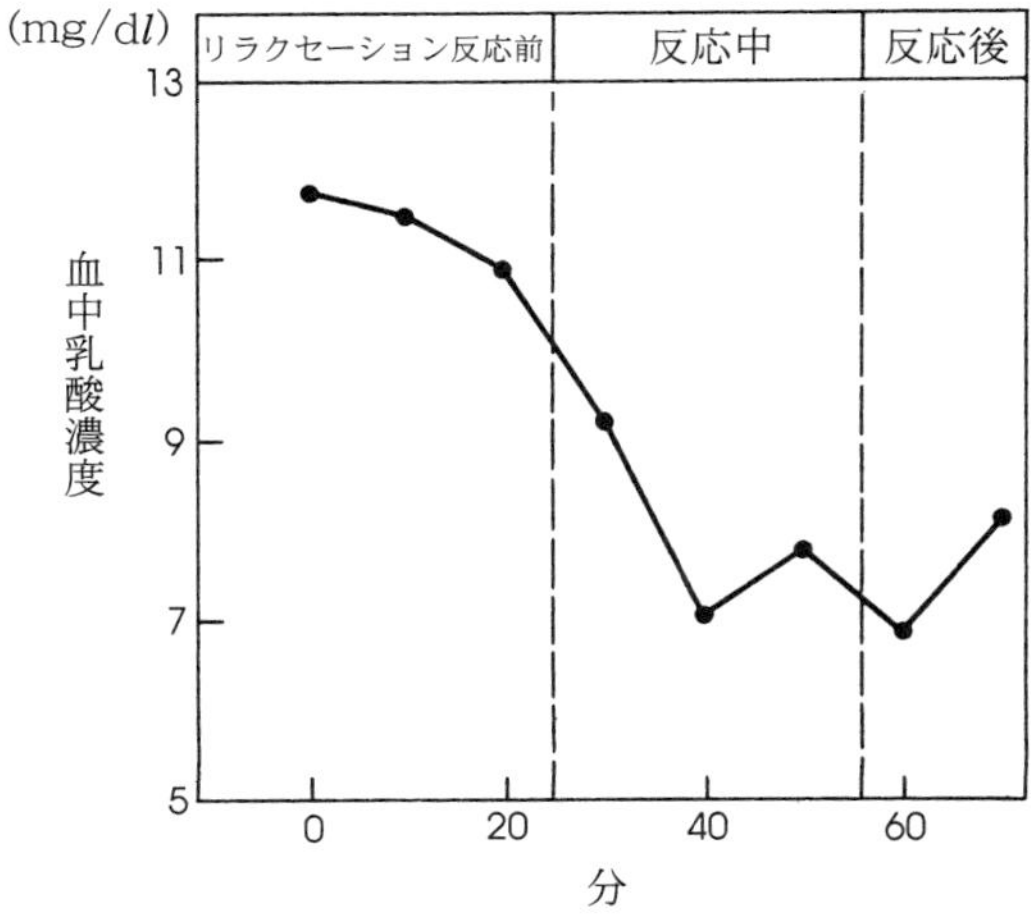

図12　リラクセーション反応に関連する血中乳酸濃度の変化

を継続的に行っているので血圧が低かったのではないでしょうか。このことが正しいとすれば、そういった練習をすると高血圧症の人の血圧は下がる可能性があります。

研究を何年間か続けた結果、超越瞑想によって起こる様々な身体変化が、闘争・逃走反応とは反対の統合された反応であり、超越瞑想だけに見られるものではないという考えが固まってきました。実際、酸素消費量、心拍数、呼吸、血中乳酸濃度の低下は、交感神経系活動の低下を示しており、低代謝状態すなわち安静状態を意味しています。逆に、闘争・逃走反応の身体変化は交感神経系活動の増加と関連しており、過度の代謝を意味しています。

ヘス博士の重要な実験

ウォルター・R・ヘス博士はノーベル賞を取った生理学者ですが、猫の脳の視床下部と呼ばれる部位を刺激して（図8参照）、闘争・逃走反応に関連する変化を観察しました。さらにヘス博士は、その視床下部の別の部位を刺激して、瞑想練習中と同じ身体変化、すなわち闘争・逃走反応とは逆の反応が起きることを示しました。彼はこの反応を適応反応と名づけ、「過剰なストレスに対抗するための防衛機能で、適応機能や回復反応に属するもの」と説明しました。猫の反応を説明したヘスの適応反応は、人間ではリラクセーション反応に相当すると私たちは考えています。したがって、闘争・逃走反応とリラクセーション反応という相反する二つの反応は、同時に起きる同格の身体変化ということができ、それぞれ視床下部でコントロールされていると考えられます。両者の反応は正反対なので、片方の反応はもう一方の反応を中和することになります。まさにこのことが、リラクセーション反応が重要だと私たちが考えている理由なのです。リラクセーション反応を定期的に練習することで、闘争・逃走反応の過剰な誘発により生じた有害作用を和らげることができます。

表2にいくつかの方法をまとめましたが、その多くがリラクセーション治療として実際に用いられています。リラクセーション治療により、リラクセーション反応と同じ身体変化が生じます。表に挙げた治療法としては、自律訓練法、筋肉弛緩法、催眠によるリラクセーション、感情循環法がありますが、馴染みがない方もいるかもしれません。一つずつ簡単に説明します。

自律訓練法は、ドイツの神経内科医H・H・シュルツ博士が考案した医学的治療法で、六つのメンタルトレーニングを基にしています。この方法を習得するためには、ストレスが少ない状態またはヘスの適応状態に自発的に移行できるまで、一日数回訓練します。静かな部屋で横になり、目を閉じます(訳者注：座って行う方法もあります)。練習の第一段階では、手足の重感に注意を集中させます。練習の第二段階では、手足の温感に集中します。第三段階では心臓の鼓動に注意を向け、第四段階ではゆっくりとした呼吸に意識を向けます。以降、腹部の温感、額の涼感を意識して練習を終了します。第一段階から第四段階まで練習すると、リラクセーション反応が特に効果的に引き出せるよ

表2　リラクセーション反応の身体変化を起こす様々な技法

技法＼身体測定項目	酸素消費	呼吸回数	心拍数	脳α波	血圧	筋緊張
超越瞑想	低下	低下	低下	増加	低下*	—
禅とヨーガ	低下	低下	低下	増加	低下*	—
自律訓練法	—	低下	低下	増加	不明	低下
筋肉弛緩法	—	—	—	—	不明	低下
催眠によるリラクセーション	低下	低下	低下	—	不明	—
感情循環法	低下	低下	低下	—	—	—

*高血圧の患者のみ
—＝測定せず
不明＝結果が一致せず

うになります。とても大切なことなのですが、練習中は焦ったり一生懸命になっては駄目で、「流れにまかせる」ような「受動的注意集中」と呼ばれる態度で臨まなくてはいけません。

筋肉弛緩法は、骨格筋のリラックスに重点を置きます。すなわち、あなたが意識してコントロールできる筋肉はすべて弛緩させます。この方法は骨格筋をコントロールするよう練習することで、腕や脚など主要な筋肉群の緊張を非常に低いレベルまで下げようとします。E・ジェイコブソンがこの方法を考案しましたが、不安神経症やその関連疾患は骨格筋の収縮によって発症したり増悪したりするので、逆に筋肉をリラックスさせればその精神症状が良くなると彼は考えました。筋肉弛緩法は静かな部屋で横になって練習します（訳者注：座って行う方法もあります）。受け身の態度は重要です。というのは、何か心に思い描くことで、特に目や顔の筋肉が敏感に反応するからです。練習をする人はこうしたわずかな筋収縮にも意識を向け、そうした反応が起こらないようにし、できる限り深いリラクセーション状態を達成できるよう訓練します。

催眠は広く知られていますが、理解があまり進んでいない方法であります。暗示を受けやすくして、人為的に意識状態を変えることと定義したらよいでしょうか。したがって、催眠状態は、催眠者の暗示に反応すると、熱くなったり、腕を上げたり、痛みを感じなくなったり、記憶を一時的に失ったり、リラックスしたりすることが可能となります。催眠をかけるためには通常、リラックしてだらりとするよう暗示し（自己催眠では自己暗示をかけます）、目を閉じ、楽な姿勢を取ります。これら一連の動作の後、望ましい精神的・身体的行動をするため、適切な暗示をかけます。ここまでの段階では、催眠状態の特有の身体所見を示すことはできません。身体状態はかけられた暗示によって変化するからです。催眠によって深くリラックスするよう暗示された時は、リラクセーション反応を示す身体変化が起きるでしょう。

感情循環はマンフレッド・クラインズ博士によって考案されました。博士は身体心理学の研究者であると同時に才能あるピアニストでもありましたが、特定の身体変化に感情が密接に関与していることを明らかにしたのです。感情の「循環」とは、八つの「感情状態」を順番に自分で思い起こす方法です。クラインズは、感情なし、怒り、憎しみ、悲しみ、愛、セックス、喜び、尊敬の順で感情を思い起こす実験をしました。被験者は、例えば怒った状態を一定時間連想するのです。指先にピアノの鍵盤と同じ型のモニターを装着し、被験者の指圧を測定できるようにしました。テープレコーダーからクリック音がする度に、その音に対する指先の反応が分かるようにしたのです。様々な他の身体機能もずっと測定されました。被験者が色々な感情を意図的に誘発すると、極度にばらつきがあるけれど予測可能な身体変化が起きることにクラインズは気づきました。尊敬、愛、悲しみの三つの感情を誘発した際、リラクセーション反応と同じ変化が起きることが分かっています。

治療法にリラクセーション反応の原理が使われていることを示しましたが、私たちはそれだけでなく、リラクセーション反応は人類の文化の一部として世代を越えて受け継がれてきたと信じています。次の章では、この考えの歴史的側面について説明します。リラクセーション反応を起こすために昔から活用されてきた方法について述べ、その客観的な評価をしてみましょう。

第五章

リラクセーション反応によって起こる身体変化は、変容した意識状態と関連があります。「変容した意識状態」という言葉は最近一般的になっており、*Psychophysiology* といった難しい専門誌から、、、、、、、、、ニューヨークタイムズ誌に至るまで多くの本や雑誌に何度も掲載されています。人が変容した意識状態の下で何を体験するのか、今まで多くの説明がなされてきました。恍惚感、高次元の世界との一体化、無心、安らかな落ち着き、すべての感覚の統合などが挙げられます。「変容した意識状態」に達すると一体何が起きるのでしょうか？　意識について語るには、比較的深い無意識の状態から極度に敏感になった意識状態までの、広がった連続状態を考えなくてはいけません。昏睡や睡眠、朦朧（もうろう）状態、覚醒、過覚醒はその中間に位置します。この連続状態の中で、ある一つの意識レベルがリラクセーション反応と関連していると、私たちは考えます。普段経験せず、日常では自発的に生じない状態だからこそ「変容した」状態といえるのです。この状態は意識して意図的に作り出す必要があります。

リラクセーション反応と関連するこの変容した意識状態に到達する方法として、「瞑想」と呼ばれる練習があります（前章で図示）。「瞑想」という言葉は、エキゾチックな東洋の新興宗教家や、起床中ずっと修道院の小部屋で神に祈りを捧げるキリスト教徒を連想させるため、受け入れにくい人もいるでしょう。ロバート・E・オーンスタイン博士が著書『意識の心理学』の中で指摘したように、「個人の情を交えない客観的で科学的な西洋の考え方に私たちは慣れ、特に論理と分析を重視するため、それとは別の直感的な思考体系に基づく心理学を認め難いと思ってしまう」のが現状です。「変容した意識状態」に到達するという考えは、深い哲学的なあるいは宗教的な儀式を必要とし、新興宗教のように何か行き過ぎた神秘的な体験をしていると思われてしまうのかもしれません。

古代の人の知恵

リラクセーション反応と関連する変容した意識状態は、東洋と西洋の文化の中で、昔からずっと日常的に体験されてきたものです。この変容した意識状態に関連する気持ちは、恍惚、悟り、美の世界、すべてが安らげる状態などと、主観的な表現がされてきました。他には、極楽安堵や心の平和と表現したり、運動をしたけど疲れない時の感じに似た生き生きとした気持ちと言う人もいます。

これらの感覚は大体、心地よいようです。表現は様々ですが、現実世界を超えた普遍の要素、すなわち日常を超越する感覚が確かに存在するようです。多くの著作家が、東洋と西洋の神秘の間に似た点があることを指摘し、人の心の動きに一つの普遍性があると強調しています。実際、様々な流派の瞑想修行者の意見をまとめてみると、宗教書、歴史書、哲学書に書かれた多くの体験と類似しているのです。それでは歴史上、どのようなリラクセーション反応が体験されてきたのか示してみましょう。まず宗教に関する文献に記された様々な方法を引用します。これから紹介する方法は何千年も昔のものです。変容した意識状態に到達するために必要な要素を取り出しながら、その意識が歴史的に普遍であることを説明していきます。どの方法も特殊ではありません。

これから引用する目的は、宗教や哲学をただ紹介するためではありません。どんな宗教や哲学であっても修行を行う究極の目的は、超越体験をすることです。例えば、一三世紀のフランダース地方にいたライズブロックのジョンという名の神秘主義者は次のように述べています。

「(中略) 精神修行により、人は神と一体であると感じます。精神修行をすれば誰でも、想像できないような自由な気持ちで神のもとに昇り、神の栄光以外何も見えなくなり、神の慈悲を堪能するのです。そして神ともっと一体となれると感じるのです。さらに神と一体となったとき完璧な精神世界が創造され、新たな力が沸き起こり、また新たな精神活動を行うのです。そして段階を踏み、精神はより高い次元で一体感を得ていくのです」。

仏陀の教えによると、瞑想訓練は、完全な無我状態を理解し体得する手助けとなり、不幸な気持ちでなく心安らかな状態になるよう導いてくれます。しかし、この変容した意識状態を体験するためには、哲学や宗教的信念に基づく必要はありません。現代心理学の父の一人であるウィリアム・ジェイムスは著書『多様な宗教的体験』の中で次のように述べています。

「広がり感、一体感、開放感といった神秘的感情は、それ自体には知的な意味はありません。通常は起きないその感情をどう捉えるべきか、学問上分類できたときに初めて、教材として様々な哲学や神学の中で取り上げることができるのです」。

また、キリスト教の神秘主義者の著書の中で描かれる瞑想方法の多くは、単なる実例として自分の体験や方法を紹介しています。作者不明の僧侶が書いた一四世紀の本「無知の雲」では次の様に述べています。

「もしあなたがその精神修行をすばらしいと思うなら、雑念を追い払うための特別な方法、秘訣、自分だけの技法、精神的な工夫をするよう努力すれば良いでしょう。そしてそういった方法を周りの誰かからでなく、自分の経験を通して神から学ぶのが最善です。原則はそうですが、これら特殊な方法のうち私が最善と思うものを紹介してみます。できそうなら、是非自分で試し、改良して下さい」。

私たちの本では、ある一つの伝統に片寄ったり、各人が特別だと信じている練習の意味を傷つけないように心がけながら、各技法の中で超越体験に必要と思われる要素を選び出すことにします。色々な体験や方法があるので、どれも自分に合っていると思うかもしれません。ウィリアム・ジェイムスは、

「一体感を得るためには多くの方法があり、信仰を見つけることはその一つにすぎない。心の不完全さを改めたり心の不和を無くそうとする行為は、何も特別な心理的作業ではない」。

と明確に述べています。

瞑想：四つの基本要素

私たちがリラクセーション反応と呼ぶ状態は、多くの場合、個人の独特で深い体験をもとにした主観的な説明がなされています。しかしながら、リラクセーション反応を起こすためには、文化に関係なく、四つの基本要素があるようです。

第一の要素は静かな環境です。体の内部刺激だけでなく外部の雑音も「消し去る」必要があります。静かな部屋か礼拝室がよいでしょう。自然神秘の崇拝者など外で瞑想をする人もいます。

第二の要素は集中する対象です。これは言葉や音の繰り返しでもよいし、肖像を見つめてもよいし、ある感情に注目してもよいでしょう。例えば、決まった音節を繰り返すことにひたすら集中すると余計なことを考えなくなるでしょう。もし雑念が起きたら、ただこの音節を繰り返し続け、余計な考えを消し去るようにすればよいのです。

第三の要素は受け身の態度です。すべての考えや雑念を追い払って心を無にします。受け身の態度はリラックス練習において最も重要な要素のようです。いろいろな考え、イメージ、感情が意識に上るかもしれません。これらの感覚にとらわれるのでなく、受け流そうとするべきです。どのくらいうまくいっているか気にしてもいけません。

第四の要素は楽な姿勢です。少なくとも二〇分は同じ姿勢が保てるような楽な姿勢をとって下さい。大抵は座った姿勢が良いようです。様々な祈りに共通しているのですが、座ったり、ひざまずいたり、しゃがんだり、ゆすったりといった決まった姿勢をするのは、練習する人が眠らないようにするためではないかと私たちは考えています。眠ってはいないけど、その人が横になって四つの要素を実行したらすぐ眠ってしまう状態が、望ましい変容した意識状態です。

　これら四つの要素をはっきり示すため、まずキリスト教の書物から例を集めてみましょう。これらの本の多くが神秘主義の産物といわれていますが、「神秘」という言葉は中世まで一般的ではありませんでした。むしろ、これらの本の主題は黙想であり、最終目的は神と直接に一体化することでした。まず聖オーガスティン（紀元後三五四〜四三〇年）を紹介します。彼が本を書いたのは、初めて神学の議論がなされ、西洋文明の始まりを告げた時代でした。

ドン・カスバート・バトラーは、彼のことを著書『西洋の神秘論』の中でこう評しています。

「聖オーガスチンは、後のキリスト教の神秘主義者のように、自分の体験は神と一体化したものだとは明記していないが、ある種の精神世界と接触したことは認めている」。

聖オーガスチンにとって黙想とは、不変の、すなわち神の「変わることなき光」のもとで行われるものでした。聖オーガスチンは、黙想の準備のため「想起」を行います。後にこの言葉は、多くのキリスト教の神秘主義者が用いて、受け身の態度を示すものとなりました。想起とは、放心状態になり、考えを思い起こしてまとめ(「追憶」)、心を集中させる練習のことです。その目的は、外の考えから心を遮断して、心の孤独を感じることです。聖オーガスティンは、想起や瞑想準備について著書『告白』の中で次のように述べています。

「追憶の力は偉大です。たとえ死すべき運命にある人間にとっても生きる力は偉大です。神よ、それならば本当の人生を送るため私は何をしたらいいのでしょう。私は自分の追憶の力も超えて進んでいきます。そうです、なんじの暖かい光のもとに辿り着くまで、私は自分の力を超えて進みます」。

聖オーガスティンの業績は、強烈な個人体験を年代を追って記載したことにあります。後のキリスト教の神秘主義者は、彼の主観的な体験描写から、この特別な意識状態に達するのに必要と思われる瞑想の要素を抜き出しました。

『無知の雲』というおそらく一四世紀に書かれた本には、神と精神的に結合し、愛と一体となり、神の意志に従おうと望むすべての人のために、実践的なアドバイスが載っています。著者は僧侶だったのですが、異教徒と非難されることを恐れて名前を明かそうとしませんでした。宗教は自由に探求し、個人的に実践してもいいと彼は信じていましたが、当時の教会はそのことを固く禁じていました。彼は本の中で、人はとらわれをすべてなくすことで、神の知恵を直接手に入れることができると書いています。その題名から分かるように、著者はすべての雑念を「覆う」もしくは忘れるといった表現で、受け身の態度を示しています。

「雑念は、あなたにも誰にも存在しないかのように、忘却という厚い雲で覆ってしまいなさい。そして雑念が起こっても、ひたすら鎮め続けなさい」。

彼は「熟考」の要素について詳述し、黙想するには「特別な方法、秘訣、自分だけの技法、精神的な方法」を工夫すればよいと薦めています。その一つの方法は、「神」や「愛」といった一言を使うことです。

「あなたが好きな言葉を一言選んで下さい。もし望むなら、自分に合ったもう一言を選んでもいいです。次に、この言葉を何が起きても忘れぬよう、心の中に強く刻んで下さい。あなたが平和であっても戦っていても、この言葉はあなたの盾となり槍となるでしょう。この言葉を使えば、あなたは自分の上に覆いかぶさる曇や暗闇に打ち勝つことができるでしょう。この言葉を使えば、あなたはすべての考えを打ちのめし、その考えを忘却の雲のかなたに追いやることができます」。

ドイツでは一四世紀に、たくさんの神秘主義者が生まれました。『無知の雲』のように、彼らの神秘主義の原点となったのは、人が完璧な孤独の状態に達したときに神と直接交わることができるという信念でした。マーチン・ルーサーは、一人ひとりが神のもとへと超越する原理について触れました。また著名なドイツの神学者であり哲学者でもあるルドルフ・オットウは、一五三四年のルーサーの著書『人はいかに祈るべきか。理髪師マイスター・ピーターの例』から、祈りの方法を引用しています。祈りを捧げる人が心の中で想起し、ひたすら神に集中しようと心から真実の言葉を唱えるためには、しっかりと対象を定めた受け身の態度を身につけなくてはいけません。雑念が邪魔するのを防ぐためには、「心を自由にし、楽しくする」必要があります。集中する対象として、神への祈り、モーゼの十戒、讃美歌、またはキリストやパウロの多くの格言をルーサーは挙げています。

一六世紀に著作活動をした僧侶フレイ・フランシスコ・デ・オスマは、一四世紀の氏名不詳の僧侶やマーチン・ルーサーと同じく、神と結ばれたいと望む人たちのために精神的な練習法をいくつか紹介しました。フレイ・フランシスコ・デ・オスマは、『第三の精神的アルファベット』という本の前書きで、想起とは、人が神の知の域に達することができる自然の手段であると述べ、聖書の教えをいくつか引用しています。フレイ・フランシスコ・デ・オスマにとって、黙想行為は神への愛の行為だったのです。彼は「第三の精神的アルファベット」の第六節で、キリストが黙想するため砂漠まで出掛けたことを例に取り、静かな環境が大切だと主張しました。

「この種の練習は確かに優れていますが、さらに精進して想起のために良いことを取り入れたいと願う人は、我らが主に従い、同じ事をするよう薦めます。主は、砂漠に出向いて一人で想起をし、彼の父そして我らの天国の父に対して精神的な祈りを密かに捧げることができたのです」。

彼は後になって静かな環境の大切さを、「自然が眠る前に必要な静けさが、祈る人の信心深い心にも必要とされる」と述べています。

この一六世紀の僧侶は、受け身の態度について詳細に述べ、自分で作り上げ勝手に起きる雑念から心の口と耳を閉じるよう説いています。

「世界はもともと何も聞こえないことに気づいて下さい。すなわち、対象を使った瞑想をせずとも、もともとの無言の魂には、暴れ回り感覚を鈍らす雑念など聞こえるはずがないことに気づいて下さい。したがって、口と耳を閉じるという二つの事を学ぶのが賢明で、その事で勝手に駆け巡る自分の考えを禁じ、多くのとらわれや不謹慎な考えから自らを守ることができます」。

彼は想起のため、対象に集中する二つの方法を示しました。一つは凝視をすることで、これは人込みの中でもできます。

「単に視線を下げるのでなく、地面の一点をひたすら見つめて下さい。忘れっぽい人が本当に自分を見失ったように、考えに夢中になった人が立ったまま動けないようにです。目を閉じて想起した方が簡単だと言う人もいるでしょうが、目に入るものがあまりなく余計な考えや想像が起こりにくい場所を選び、地面を一心に見続けた方が気が散らなくて良いでしょう。そうすれば、たとえ人込みの中でも、あなたは視線を落とし一点を見つめることで、深い想起をすることができます。部屋が小さく暗いほど、視野が狭まり、心を煩わせることがなくなるでしょう」。

第二の方法は、雑念が起きたとき「いいえ」と繰り返すことです。

「あなたがこの聖なる練習を行い想起できるようになりたいのなら、雑念を取り除くための簡単な手段を覚えておくと良いでしょう。その手段とは、祈っている途中で雑念が起きたら『いいえ』

と言うことです」。

フレイ・フランシスコ・デ・オスマは「いいえ」という言葉を用いると良いと考え続け、その考えを受け身の態度を持続する手段にしました。想起中に考えが起きたら、それが神からの合図ではないかと疑問に思ってはいけません。

「心の中で物事をあれこれ考えないよう注意して下さい。想起の大きな妨げになるからです。物事を確かめることで足が引っ張られます。そういう時は、『いいえ』と言って扉を閉めて下さい。あなたの感覚の扉が閉まったなら、神はやって来てあなたの魂に入るでしょう。(中略)しかしあなたは神に『いいえ』というのは失礼だと答えるでしょう。心配要りません。神は、あなたの知らない何か別の方法でやって来るのです」。

聖テレサは、想起に関するフレイ・フランシスコの著書から大きな影響を受けました。彼女は、修行中の自分の尼僧に想起とは何かを教えるため、一五六二年に『完全な方法』という本を書きました。

「神は、祈りを全く知らない人に、この祈りを教えてくれるでしょう。打ち明けますが、私自身、神からこの方法を教わるまで、満足ゆく祈り方とは何か知らなかったのです」。

聖テレサにとって、受け身の態度とは、魂が俗世の物事から超越することです。

「(中略)したがって魂は、もっと高尚な領域に昇っていきます。感覚を外部から切り離してくれます。(中略)この方法を用いる人は、ほとんどの間、目を閉じて祈っています。(中略)なぜなら俗世の物事を考えないように努力しているからです」。

純粋な黙想をするためには、静かに祈らなくてはいけないという人がいます。しかし、聖テレサは、祈りを声に出しても高い黙想状態に達する人がたくさんいると主張しました。彼女は心で祈ることができなかったので、関係者は大いに失望しました。

「(関係者の証言)彼女は声に出して祈ることしかできなかったので、その方法を守り、何でも口にしてしゃべっていました。その際、彼女が言葉を繰り返さず勝手にしゃべっていたら、考えがまとまらなかったはずです。しかし彼女がしていたことは、心の祈りに必要なものすべてでした。

（中略）私は、彼女が主の祈りの文を一字一句正確に唱えながら、純粋な黙想状態に達していることに気づきました」。

ギリシャの山脈にあるアトス山を旅すると、男子修道院が一三世紀の面影を残したまま建つ姿を見ることができます。アトス山のキリスト教精神は、教会が東と西に分離した時代の東側の正統的な教会を代表したものです。一九世紀の終わりに、ある三人の男性がアトス山に住む僧侶の生活を描きました。その一人であるニコラス牧師は、次の一節で、遁世生活について語り、俗世から離れた後、どのようにして自分の心と体から抜け出すべきか説明しています。

「何年も修道院に住んだり俗世から離れて修行生活をしていると、孤独に感じ、一人で自分の姿を見つめ、誰の助けも借りないで自分の心と体をコントロールしなくてはいけない困難が待ち構えています。ご存知のように、心とはさまよい歩くものです。考えは頭の中でまとまらず、飛び回り、集中の邪魔をするので、祈るためには心をしっかりと無にする必要があります。自分の悪徳、欲、過ちは、どんなに些細なものであっても見つけ出して退治し、すべての考えを追い払わなくてはいけません。あなたは自分の意識を深く沈め、最深の静けさを得るため、できる限り周りを静かにする必要があります。祈るときは、ひたすら祈り続け、神を賛美する同じ言葉を繰り返して下さい。神を見ることが問題ではなく、神の存在を信じることが問題です。不滅の精神は常にどこかに行こうとするので、狭い体の中にしまい込むことは簡単ではありません。しかし、多少の違いはあれ、その事が遁世生活なのです」。

神への賛美を言葉にして繰り返すことは、「心の祈り」とか「イエスの祈り」と呼ばれる種類の祈り方です。それはヘシュチャスト主義という静けさを重視する方法で、ロシアの神秘論で紹介され、アトス山で応用されました。心の祈りは、ロシアの遁世主義者の黙想手段として現在もよく用いられます。それは、貧しい小作人といった信心深い低層階級の人々にも広まりました。心の祈りの哲学的な基礎は、ギリシャ人や聖グレゴリー・パラマスまで起源がさかのぼります。彼らは、肉体と知性を分離すると、アダムがリンゴを食べて人類が堕落する以前には持っていた、直感的な英知を取り戻すことができると信じました。繰り返し祈る方法は、受け身の態度によって知性を純粋なものにし、すべての考え、想像、欲を無にします。ギリシャの神父とビザンチウム地方の精神主義の指導者らがまとめた、フィロカリアという概論書には、心の祈りについての詳しい解説があります。静かな環境、正しい姿勢、一つのものに集中すること、そして受け身の態度の四つの基本要素すべてが、このフィロカリアの中にあります。

「独りで静かに座って下さい。頭を下げ、目を閉じ、静かに呼吸をして、心をじっと見詰める自分の姿を想像して下さい。息を吐く時、『主、イエス　キリスト様』と言い、慈悲を乞うのです。口を小さく動かすか、声に出さないで心の中で、その言葉をつぶやいてみて下さい。余計な考えはすべて捨てましょう。落ち着いて、辛抱強く、そのやり方を何度も何度も繰り返すのです」。

祈りは、呼吸のリズムにタイミングを合わせて捧げなくてはいけません。

「皆さんご存知のように、私たちは呼吸をして、空気を吸ったり吐いたりしています。これは生きるために必要な動きで、活動の強さによって呼吸は変わります。よって、自分の細胞の活動を静め、心に集中し、息を吸ったときにその呼吸に意識を向け、吸った息と一緒に心も吸い寄せ、体の中にしまい込みます。体にしまい込んだ心は、放っておいてはいけません。そうでなく、次のように祈るのです。『主、イエス　キリスト、神の息子よ、我に慈悲あれ』と。決して止めないで、とらわれたようにずっと祈って下さい。この事で、心が夢から解き放され、邪悪な誘惑から身を守り、神の望みと愛へと導かれるのです……」。

ユダヤの文献には、黙想や瞑想の練習についての記載があります。他の宗教的な文献と同じように、神との結合がその最終目標になっています。ユダヤの神秘論の最古の形は、メルカボリズムと呼ばれ、おおよそ紀元後一世紀の第二次寺院時代にまでさかのぼります。この宗派の練習は、絶食など様々な禁欲主義のやり方が取り入れられています。メルカボリズムの瞑想練習では、体の姿勢に集中し、讃美歌や魔術的な紋章に意識を集中します。瞑想をする人は、頭を両膝の間に入れ、讃美歌をつぶやき、魔術的な紋章の名を繰り返します。魔術的な紋章の名を繰り返すことは、集中する手段としてよく利用されましたが、雑念を退け、「悪魔と邪悪な天使が逃げ去る」のに役立つと考えられてきました。その練習によって恍惚状態に達しますが、ユダヤの神秘主義者であるジャーシャム・G・ショーレムはその状態を「深い忘却」と表現しています。

ユダヤの神秘主義者の方法について記した書物は一三世紀に広まりました。その練習の多くは、神の名を繰り返したり、神の名声を述べた文章を黙読するものでした。ユダヤ教指導者のアブラフィアは、そうしたヘブライ語の文章からなるさまざまな神秘的な瞑想方法をまとめ、神の名声を唱える体系へと発展させたのです。彼が神秘主義を唱えた理論は、「繋ぎ止めている結び目をほどいて魂を開放する」ことでした。人は、感覚や感情の中にとどまっている限り、その範囲は有限で精神生活も限りあるものになります。従って、人はさらに高次元の感覚を磨く必要があり、その感覚によって、深い魂の領域を狭めず広げなくてはいけないのです。この感覚は、それ自体には意味はないのですが、使い方次第で最も重要になります。この感覚に到達するためには、瞑想時に集中できる絶対的なものが必要となります。こうして、ユダヤ牧師アブラフィアは、絶対的なものといえる神の名声について述べた文章を用いたのです。その文の内容は、存在の意味や完全性を示していますが、瞑想している人の心にとって文章そのものには具体的な意味がないのです。

ジャーシャム・G・ショーレムは、アブラフィアの教えにはヨーガと同じ特徴があると述べていますが、そのヨーガの方法については後程すぐに説明します。彼は、アブラフィアに関して次のように記しています。

「(中略) この教えは、古代から伝わる精神的な方法をユダヤ人なりに解釈したもので、その起源は、インドの神秘主義者がヨーガとして知られる方式に従って練習していたものです。多くの例から一つだけ紹介すると、アブラフィアのやり方の重要な点は、呼吸方法にあります。現在、この呼吸方法はインドのヨーガを最も発展させたものとされており、精神的な鍛練をするのに最も重要な方法だと考えられています。繰り返しますと、アブラフィアは、体の姿勢に制限を設け、母音と子音の繋がりを一致させた朗読文を作りました。彼の著作『知性の光』の文章には、ヨーガに対するユダヤの解釈がいくつか述べられています。これらの練習の後に恍惚状態になって洞察を得るのですが、その教義のいくつかの点もヨーガと同じものだと解釈されています」。

東洋では、瞑想練習は、宗教だけでなく伝統文化にまで浸透した広い役割をもつと考えられています。イギリス文学の教授キャロライン・スパージオンは、イギリス文学の神秘主義に関する評論の中で、西洋と東洋の神秘主義の間には面白い違いがあるといっています。西洋の神秘主義は、ギリシャ人の自然の美を喜ぶ態度に端を発して発展し、ついにはキリスト教的信仰になったと彼女は述べています。キリスト教の中心となる教えは、神がキリストという人間の姿となって現れたと言い伝えられているように、精神が肉体の形となって現れるという考えが基本になっているのです。従って、西洋の神秘的な考え方は、人間や自然の物すべて、すなわち人間の愛や知性、自然界のすべてが具体的な形をもって体現されるという考えにあると、スパージオンは結論を結んでいます。しかし東洋の考え方では、この「人間性」が精神の昇華の妨げとなります。東洋の神秘主義が強調するのは、肉体を消滅させてその実体を否定することで純粋な魂を見出し、絶対的な自由の境地に達することです。

ヨーガは、インドでは有史以来の伝統です。それは、単に哲学的な教えではなく、インド文化の全般に渡って、多くの異なる習慣や信仰に影響を与えてきました。ヨーガは、バラモン教、聖典ベーダ、ヒンズー教、仏教、大乗仏教など例を挙げればきりがない程、多くの東洋の信仰や哲学に行き渡っていますが、ミルチア・エリアーデはそのヨーガの教義と方法について調査を続けました。エリアーデは、ヨーガとは、苦行の手段かつ瞑想の方法であると定義しています。「古典的」なヨーガの方法は、パタンジャリーという人が書いた本の中に見ることができます。彼は伝統的な習慣と黙想方法をまとめて分類しました。ヨーガにおける瞑想の大事な点は、物体や考えなど、ある一点に集中することです。その対象に没頭することで、日頃の生活に関係したすべての雑念を消し去り、受け身の態度を身につけることができます。エリアーデは、この集中状態を、心の精神的流れをせき止めるという意味で、エカーグラターと呼びました。この集中状態エカーグラターは、筋肉の緊張をほぐしたり、リズミカルな呼吸をしたりといった様々な方法で到達できます。これらの方法によってエカーグラターに達すると、究極的にはサマーディと呼ばれる最高の集中状態となり、人間という存在を超えた完全な解放状態に至ります。

H・サダティッサは、西洋人向けに仏教について本を書き、ヨーガの方法についてエリアーデが記述したように、瞑想の練習方法についてまとめました。仏教は、シッダールタ・ゴータマ（仏陀、紀元前五六三年～四八三年？）が説き、インドの北部を起源としたものです。一時期、仏教はアジア全土に広がり、二五世紀もの間、多くの国で伝統的な信仰の一部となってきました。仏教徒はインド、ネパール、中国、日本、韓国、チベット、カンボジア、ラオス、ベトナム、マレーシア、ミャンマー、タイ、セイロンなどに五億人いると、サダティッサは推計しています。サダティッサは、瞑想の準備に必要なものとして、静かな環境と楽な姿勢を挙げています。快適な場所を選ぶことが大切で、そうすることで邪魔が少なくなり、集中しやすくなります。彼は、座った姿勢を薦めていますが、必ずしも仏陀のように座禅をして脚を組む必要はなく、自分が楽な姿勢をして構いません。

サダティッサは、こうした準備をまとめた後、仏教の瞑想を二種類に分類しています。一つはサマーサと呼ばれる静けさと集中を導く方法で、もう一つはヴィスサナーと呼ばれる洞察を導く方法です。サマーサでは、瞑想者は、体の外でも内でもいいから一つのしっかりした対象に向かって集中します。サマーサの主要な練習法の一つであるアーナーパーナサティという方法を使って仏陀は悟りを得ました。それは息を吸ったり吐いたりする練習です。鼻の先に注意を集中しながら、瞑想者は鼻先から空気が入ったり出たりする様子を静かに「観察」します。呼吸の数を一〇まで数え、その先は集中するためまた一から数え直すよう薦められています。

紀元後一世紀の高名な仏教徒であるアシュバゴシャは、仏教の元来の教義を厳密に発展させたマハヤナ一門の教えをまとめ詳しく説明しました。アシュバゴシャの本『信じることへの目覚め』で、マハヤナの信仰を実践する方法が教えられています。実践練習は五段階からなり、その第五段階は「無駄な考えをせず、神の知恵と判断を学ぶ」となっています。この二つの考えは同時に順を追って達成されなくてはいけません。無駄な考えを正す練習は、静かな環境、正しい姿勢、受け身の態度のもとで達成することができます。

「無駄な考えを正す練習は、静かな場所で、正しく座り、正しい心をもって行われなくてはいけません(中略)。どんな考えであれ浮かんだらすぐ追い払い、それらを消そうとする考えすら追い払わなくてはいけません。すべての存在は、もともと知らない間に生じたものですから、その存在も知らない間に消滅するのです。従ってすべての考えは、絶対的な受け身の状態から生じることが望ましいのです。迷走する心に従っては駄目で、そういった無駄な考えは追い払うのです。心がさまよい歩いたら、正しい状態に戻す必要があります。正しい状態とは、魂が孤独で外部とは何も接触のない状態のことだと気づくべきです」。

最終的には、修行者はこの練習を完璧に行うようになり、心は平穏となり、「永遠の平和」の境地に到達します。

スーフィー教は、モハメットの神秘主義を取り入れた一派ですが、今まで説明した四つの基本要素が合わさり、超越的な体験をしていることが分かります。イスラム教は、六世紀のアラブの予言者モハメットにより始められた宗教です。しかしながら、スーフィー教の教えの起源は二世紀にさかのぼり、キリスト教や仏教と類似点が多いことに興味があります。アル・ガザリは、モハメット以来の最も偉大な人物と評されていますが、正統なイスラム教を守りながら、スーフィー教によって人生の真実の道を見出しました。ディカルと呼ばれるスーフィー教の特別な礼拝方法についてアル・ガザリは説明しましたが、その一節をＤ・Ｂ・マクドナルドがまとめ、『神を求めるイスラム教徒』という本で次のように引用しています。

「崇拝者は、存在すべてが無と同等になるまで、心を静める必要があります。そうしたら、どこか隅の方に独りで座り、絶対必要な宗教的儀式以外はしないようにします。コーランを繰り返したりその意味を考えたりすることにとらわれてはいけません。伝統的な宗教書や類似のものにもとらわれないで下さい。次に、最上の神は自然に自分の心に入ってくることを念頭に入れて下さい。次に、独りで座ったまま、『アラー、アラー』と呟き続け、その話す言葉に考えを集中します。遂には、舌の動きが止まり、その言葉が自然に流れ出ているような感覚に達します。すべての舌の動きの感覚がなくなるまでやり通すと、心が『アラー』と唱えているように感じます。『アラー』という言葉、文字、意味が分からなくなくなるまで続けると、その考えだけが心に残り、離れなくなったように感じます。この境地では、すべてのものはあなたの意のままですが、神の慈悲だけは自分の意志で得ることはできません。その時は、ただ慈悲を乞い、ただ呼吸をして横たわり、神が予言者や聖者にしてくれたように、自分にも何か示してくれるのをじっと待つのです。今まで述べたことにすべて従ったなら、真実の光が心に射すのを感じることが必ずできます」。

道教は、中国の歴史と思想に影響を与えた哲学の体系の一つですが、その起源は紀元前六世紀の老子の書にさかのぼります。その書物には、道教の哲学すべてが具体的に記されています。その二百年後、荘子は道教の教えを学び、道教の考えをさらに明確に発展させ、個人をより強調したものにしました。荘子によると、道教を学ぶことは、「根源が本質と考え、事物は下等で、蓄財は欠陥とみなし、精神性と知性をもって独り静かに暮らすことを善しとする。ここに古来からの道教の真髄あり。（中略）永遠の存在はないという教えを守り、大きな一つのものが根本にあると信じる」ことでした。心を超越することで、人は、自然すなわちタオという宇宙の起源である「一つのもの」と調和することができるのです。精神性と知性をもって独り静かに暮らすことは、「すべてを忘れること」だと荘子は言っていますが、これは「無知の雲」の著者が、余計な考えを「忘却の厚い雲」で覆いなさいと教えたのと同じことです。荘子は次のような一節を書いています。

顔回いわく、「少し進歩しました」

孔子が尋ねた、「どういうことですか？」

顔回が答えた、「人間性と正義を忘れました」

孔子いわく、「とてもよいですね。しかしまだ十分ではありません」

またある日、顔回は再び孔子に会って言うには、「また少し進歩しました」

孔子が尋ねた、「どういうことですか？」

顔回が答えた、「儀礼と音楽を忘れました」

孔子いわく、「とてもよいですね。しかしまだ十分ではありません」

またある日、顔回は再び孔子に会って言うには、「また少し進歩しました」

孔子が尋ねた、「どういうことですか?」

顔回が答えた、「座っている間、すべてのことを忘れました」

孔子の顔色が変わった。いわく、「座ってすべてのことを忘れるとは、どういうことですか?」

顔回が答えた、「手足を投げ出します。自分の知性を捨て、心と体から分離します。すると大宇宙［タオ］と一つになるのです。これが、座ってすべてのことを忘れると言った意味です」

孔子いわく、「大宇宙と一つになるとき、あなたにはこだわりがなくなります。宇宙の変化の一部となるとき、あなたは不変ではないことに気づくのです。あなたは本当に立派な方です。あなたのやり方に従わせて下さい」。


道教の信仰者は、以前述べたようなヨーガの呼吸方法を取り入れています。しかしながら、これらの練習は、精神的な超越を得ようとするインドの哲学よりは、肉体の不老長寿を目指したものです。エリアーデは、静かな部屋を選び、髪をほどいて、衣服を緩くし、正しい姿勢で座るという道教の内的呼吸法について記述しています。練習をする人は、呼吸を調和させた後、我慢できなくなるまで息をこらえます。この間、「心（脳）を暗くし、考えを起こさないように」しなくてはいけません。それから同じことを繰り返します。

同じような瞑想練習は、どんな文化でも実際に見ることができます。例えば、シャーマニズムという原始宗教は、シャーマンと呼ばれる祈禱師が唱えたり歌ったりすることで、恍惚とした意識状態に移行するという神秘主義思想をもっています。シャーマニズムは、南北アメリカ、インドネシア、アフリカ、シベリア、日本などの民族的宗教と一緒に行われています。

瞑想練習は、宗教や哲学以外にも見ることができますし、超越体験に関する多くの記載が、宗教と関係のない文献にもたくさん載っています。多くの詩人や作家にとって、これらの感覚は恍惚状態を表現したものでした。キャロライン・スパージオンは『イギリス文学の神秘主義』という本を書いて、神秘主義が一八、一九世紀の詩人に与えた影響についてまとめました。特に興味深い詩人は、ブロンテ、ワーズワース、テニソンです。エミリー・ブロンテの詩は、自由で力強く、どんな教えとも一線を画し、簡単な言葉を使って、魂が見て体験したことをそのまま表現していると、スパージオンは評しています。「囚人」という詩では、受身の態度の要素とは外に向かう感覚をなくすことだと熱心に説かれています。

「夕刻の気まぐれな西風がやって来る。

夕闇を一掃し、満天の星空をもたらす。

風は物憂い調べを奏で、星は優しく輝いている。

すると急に視界が開けて変化し、欲望が私を突き動かす。


だが程なく、平和な静けさ、音のない穏やかさが舞い下りる。

苦悩と闘い、激しい焦りがなくなる。

音のない音楽が私の胸をなだめる、それは言葉にできない調和。

この世から離れない限り、決して見ることのできない夢のような。


それから、目に見えなかったものがうっすらと見えてくる。見えなかったものが真実の姿を現してくる。

外界の感覚はなくなり、自分の本当の心が感じている。

心の翼は自由にはばたき、ついには帰るべき家や港が見えてくる。

入り江を見渡し、急降下して、最後の境界を超える。


ああ、恐るべきはこの現実の感覚、とても苦しい。

耳は聞こえ始め、目は見え始める。鼓動が打ち始めると、頭がまた考え始める。肉体を感じる魂、そして鎖でつながれた肉体」。

一方、ワーズワースは、すべての人が自然の中で人生の喜びと調和を見出すことができると信じ、彼自身もそのことで存在すべてが変わったと感じました。彼の詩は、この達観した状態に到達するにはどうすれば良いか、実践的で詳細な説明をしようとして書いたものであると、スパージオンは評しています。この状態をとらえようとするワーズワースの詩の文章には、受け身の態度を学ぶことの重要性が説かれています。余計な物ごとから自由になれば、「憎しみも、欲も弱まり」、些細なことが気にならなくなり、彼は「賢者の受け身」もしくは「幸せな心の静けさ」といった平穏な境地に至ることができたのです。この状態に達するため、意図的に知性と欲望を捨て、自由の意志に任せる必要があります。この練習を習慣的に行い、人は「絶え間なく動揺する心に大いなる平和」をもたらすことができます。彼はこの体験を、「ティンターン大寺院」という詩の中で次のように表現しています。

「（中略）その澄み切った神聖な気分、
中では（中略）肉体が息づき、

そして、人間の血が流れ、
まるで宙に浮いたように、私たちは眠りに落ちる。
体の中では、生きた魂が目を覚まし、
その力で静かに心の目を見開き、
調和と喜びの深い力を感じる、
私たちは万物の生命に見入るのだ」。

最後に紹介するテニソンは、恍惚とした幻想を見る奇妙な体験を何度かしましたが、そのことで、彼は「すべての一体化、見えないものの摂理、無限の命」を深く信じるようになりました。この状態は、自分の名前を静かに繰り返すだけで起きることもあったのです！　彼はこの体験について次の様に説明しています。

「(中略）すると突然、自分の意識が強すぎて振りきれたように、自分そのものが分解し、無限の存在に消えて行ってしまった感じがした。それは困惑した状態ではなく、この上もなくはっきりとした、この上もなく確かな、言葉に言い尽くせない状態だった。そこでは、死はほとんど意味のないことで、(仮に）人としての存在を失ったとしても消滅することではなく、真の命だけがいつまでも存在していた」。

まとめると、ほとんどすべての文化には、ある共通の要素があり、一定の瞬間に日頃の考え方を変えるものがあるようです。私たちは、この心の動きが以前説明したリラクセーション反応の身体変化に伴っていると信じています。私たちの普段の考えは、自分の体の外の出来事について関心を持っています。自分の感情に執着し、社会的な対面を考え、自分の理屈を信じることで、私たちは常に自らの考えを外に向けています。この外向きの意識を変えるには、違った心の動きが必要になります。リラクセーション反応を引き出す考え方は、今まで伝えられてきた多くの文化や宗教の中に見ることができると、私たちは信じています。リラクセーション反応の哲学的で主観的な側面に注意を向ける研究者はいましたが、客観的な身体変化が伴っていることに興味をもつ人は今までほとんどいませんでした。現代のような機器がなかったので、身体変化を測定することができなかったのかもしれません。

第六章

血圧の低下

闘争・逃走反応がいつも過度に引き起こされると、高血圧症などの病気を誘発し、致死性の心臓発作や脳卒中の原因となることを指摘してきました。また、闘争・逃走反応とは反対の反応を私たち全員が持っていることも示してきました。リラクセーション反応は闘争・逃走反応の影響を打ち消す訳ですから、リラクセーション反応を定期的に行うことで、「既に血圧が高くなっている」患者の血圧が下がるかもしれないと考えることは当然です。もちろん高血圧に対して安静といった非薬物療法を行うという考えは、私たちが最初に思いついた訳ではありません。しかし、リラクセーション反応といった治療を実際に行った人は今まで誰もいませんでした。既存の治療法の補助的手段としてリラクセーション反応を用いることは、新しい考え方でした。

最初の研究は次のような疑問を解明するために行われました。

「リラクセーション反応を定期的に起こすことで、既に高血圧になっている患者を治療できないか？」。

リラクセーション反応を起こす手段として、超越瞑想が用いられました。というのも、この研究の最初の段階では、他の手段は十分調べられていなかったのです。しかし、私たちは超越瞑想には詳しかったし、超越瞑想家の全面的な支援と協力を得ていました。私は、Ｂ・Ａ・マーゼッタとＨ・Ｐ・クレムチャックと一緒に共同研究をしました。超越瞑想は国際瞑想協会で教えられていたのですが、この協会の四つのセンターの協力で、被験者の選定と測定を行いました。まず、超越瞑想をしたことのない人を対象に高血圧の有無を尋ねました。次に、高血圧の人には、超越瞑想の参加費を無料とする代わりに、瞑想が高血圧に与える影響を調べる研究に参加する意志があるか尋ねました。このようにして八六人のボランティアが研究に同意しました。彼らは定期的に六週間血圧を測定して記録し、瞑想を学ぶ前の基礎データとすることに同意しました。また研究期間中、医療機関への受診は続け、医師が必要と判断したときのみ薬の服用を変えることにしました。

血圧は、個人内の変動も比較的大きいので、一人一人に対し六週間測定を続けたのです。観察者の過ちや偏見が入り込まないよう、表示を隠し測定修了後に数値が解読できる特別な血圧測定器を用いました。従って、血圧測定者は、実際に測定している時も、被験者の本当の血圧が分からなかったのです。六週間がたつと、ボランティアは、超越瞑想の練習によってリラクセーション反応を引き起こす方法を学びました。

ボランティアが定期的にリラクセーション反応を起こすようになったら、一日のうちで瞑想をしている時以外のばらばらの時間に、再び血圧測定を繰り返しました。さらに、彼らは約二週間の間隔を空けて、研究室に戻って血圧測定をし、降圧剤は何を服用しているか、他に服用している薬はないか、喫煙の習慣は変わったか、どのくらいの頻度で瞑想練習をしているか、といったいくつかの質問を受けました。

八〇人以上のグループの中で、降圧剤の量が変化しなかった人と、最初から服用していなかった人が三六人いました。他の人は、様々な理由で服薬を変えたので、研究から除外されました。瞑想でなく、服薬変化の効果が、結果に影響を与えるかもしれなかったからです。残った三六人について、瞑想を学ぶ前の血圧と、超越瞑想で定期的にリラクセーション反応を行った後の血圧の比較がなされました。

瞑想前の期間は、これら三六人の収縮期血圧（高い方の血圧）は平均で一四六㎜Hgでした。何週間か定期的にリラクセーション反応を練習すると、平均血圧は一三七㎜Hgまで下がりました。一三七㎜Hgは約一〇㎜Hgの変化で、血圧が境界高血圧領域から「正常」領域まで下がったことになります。これらの変化は、統計学的に有意でした。つまり偶然に起きた可能性は極めて少なかったのです。この同じ三六人のグループの平均拡張期血圧（低い方の血圧）は九三・五㎜Hgから八八・九㎜Hg

まで下がりました。同じく境界高血圧領域から「正常」領域まで下がったことを意味しました。これらの変化も統計学的に有意でした。さらに、血圧降下が瞑想に関係なく一日のいかなる時間にも起きたことを観察しました。被験者が、一日二回、短時間の瞑想を規則正しくする限り、血圧はいつ測定しても下がったままだったのです。しかし、瞑想は彼らを「治療」した訳ではありません。被験者の測定血圧が降下していたのは、彼らがリラクセーション反応を定期的に練習していた期間だけでした。収縮期血圧が最も高かった一〇人のうち三人と、拡張期血圧が最も高かった一〇人のうち四人の計七人が超越瞑想の定期練習を止めました。しかし、彼らの血圧は四週間以内に最初の高血圧レベルまで戻ってしまいました。

血圧を調整する身体因子のうち、一体何が瞑想中に変化するのでしょうか？　私たちは、リラクセーション反応は、闘争・逃走反応によって生ずる交感神経系の興奮を静め和らげると考えています。この交感神経系の活動については、第四章で示したように酸素消費量、心拍数、呼吸数、血圧など測定可能で、闘争・逃走反応によって興奮し、リラクセーション反応を起こすことで抑制されます。

この研究は、高血圧患者を対象にリラクセーション反応を定期的に起こす実験をした最初の研究であり、高血圧症や高血圧状態の新しい治療を示すものでした。他の研究室では、私たちの発表と同じ結果が出るかどうか検討しています。これらの研究室のいくつかでは、既に、私たちの結果が正しいことを認めています。

第二章で説明したように、血圧が高ければそのまま、動脈硬化性疾患になる危険性が高まります。したがって強い副作用なしに血圧を下げる方法は何であれ望ましいのです。血圧を下げる薬を服用することはとても効果的な治療法です。降圧剤の服薬は標準的な医学療法となっており、大抵の薬は交感神経系の活動を抑えることで血圧を降下させます。血圧を下げる薬物療法がとても有効で非常に重要な点は、繰り返し強調しますが、血圧を下げることで、動脈硬化性疾患や心臓病や脳卒中などの関連疾患になる危険性が低くなる点です。リラクセーション反応を定期的に行うことは、血圧を下げる別の方法になります。効能に関しては、いくつかの降圧剤の血圧降下機序と同じ効果がリラクセーション反応にあります。どちらも交感神経系を抑えるという点です。しかし、リラクセーション反応を定期的に起こすだけでは、重症もしくは中等度の高血圧に対して十分な治療ができることは証明されていません。リラクセーション反応は、降圧剤が血圧を下げる効果を増強し、降圧薬の種類や量を減らす役割があるのではないかと考えられます。軽症高血圧の場合、リラクセーション反応はとても有効で、大抵の薬がもつ薬物的な副作用もなく、薬の使用に取って代わることのできる治療です。しかし、リラクセーション反応の結果が最初にどんなに良かったとしても、自分勝手に血圧の治療をしてはいけません。必ず、医師の治療に従って練習をするべきで、自分の血圧が十分調節できていることを、常に医師に確認してもらって下さい。

簡単にまとめると、治療前後の比較をしたこの最初の研究は、リラクセーション反応を使って高血圧患者の血圧を下げることを証明しました。この研究は、高血圧には行動修正が必要なことを重視しています。というのも、高血圧は、リラクセーション反応を定期的に実践するという行動療法によって軽くなったからです。もし高血圧が行動学的な手段だけで軽くなるのなら、その原因も行動学的な理由があるのかもしれません。

高血圧に関連してリラクセーション反応をどのように行えばよいか述べてきましたが、最も訴えたかったのはその予防的な側面です。高血圧におけるリラクセーション反応の予防的な役割を確固たるものにするためには、大規模な費用のかかる困難な調査をしなくてはならず、調査が終わるまで何年もかかることがしばしばです。私たちは、そうした予防医学的な研究が、遠くない将来に始まることを望んでいます。

リラクセーション反応は、闘争・逃走反応に関連した交感神経系の行き過ぎた活動を抑える自然な方法として役立ちます。この事は、交感神経系の過活動が病気の進む主因となったり望ましくない随伴因子となっている病態全般に対して、リラクセーション反応が有効かもしれないことを意味します。例えば、不安状態を軽減するのにリラクセーション反応が有効であるか検討する研究が最近実施されています。危険な不整脈など心臓疾患を治療するのにリラクセーション反応が有効であるかどうかも調査されています。

薬物使用を減らす

リラクセーション反応のもう一つの治療領域は、薬物乱用です。超越瞑想によってリラクセーション反応を行った人は薬の使用量が少なくなったという結果が出ています。この結果が正しいことを確かめるため、R・K・ワレス先生と私は、C・ダールとD・F・クックと共同研究をしました。超越瞑想の指導者になる訓練を受けている約二〇〇〇人の人に質問紙を配布しました。回答者は約千人の男性と八百人の女性で、年齢は一四歳から七八歳まで、その半数以上が一九歳から二三歳までの人でした。回答者の多くが、単科大学に通っているか、卒業していました。瞑想は平均で二〇カ月練習しました。(研究に参加できる条件は、瞑想の定期練習を三カ月以上行っている人としました。) 被験者は瞑想を始める前の薬物使用歴を思い出してもらい、薬物毎に(マリファナ、麻薬、覚醒剤、LSD、他の幻覚剤、鎮静剤、催眠剤、強い酒など)、服用を四段階に分類しました(なし、少し、中等度、重度)。同時に、喫煙歴も調べました。

瞑想練習を始める六カ月前は、一四五〇人を少し上回る参加者(七八%)が、マリファナか覚醒剤を使用し、そのうち二八%の参加者が重度の常習者でした(一日一回以上)。超越瞑想の練習を終了した六カ月後には、マリファナを吸っている人はわずか三七%になりました。これは、超越瞑想を行った後、四〇%以上の人が薬の使用をやめたことになります。定期練習一二カ月後は、マリファナを吸っている人はわずか一二%となり、六六%減少しました。薬を依然使用していた人の内、ほとんどが軽度の常習者で、重度と分類された人はわずか一名でした。

LSDの使用はもっと顕著に減少しました。超越瞑想を始める前は、約九〇〇人、つまり参加者のおおよそ半数がLSDを使用していました。そのうち四三三人が中等度か重度の常習者でした(一カ月に一回から三回、もしくはそれ以上)。瞑想を始めて最初の三カ月は、二三三人がLSDの使用を続けましたが、二二カ月経つとLSDの常習者の九七%が薬を止めました。

他の幻覚剤(メスカリン、ペイヨーテ、STD、DMT)、覚醒剤、鎮静剤の使用も減少しました。瞑想前は、他の幻覚剤の常習者は三九%でした。二二カ月から三三カ月間瞑想をすると、常用者はわずか四%になりました。瞑想前に覚醒剤を常習していた人は三二%でしたが、同じ二二カ月から三三カ月の期間が経つと、わずか一%になりました。鎮静剤(ヘロイン、アヘン、モルフィネ、コカインなど)を常習していた人は一七%でしたが、二二カ月から三三カ月の期間が経つと、一%になりました。

研究対象者は非常に限られた人たちでしたが、瞑想の定期練習によって実際に薬物使用が減ったと考えらました。グループ全体で見ると、薬物を使用していた学生たちは、薬物乱用が悪い影響があることを認識していました。一般的には、ほとんどの人は薬を止める行為自体は難しくありません。問題は、本当に止めようという気にさせることです。学生が薬物乱用をする背景には根本的な動機がいくつかありますが、おそらく定期的にリラクセーション反応を行うことで、その動機のいくつかは満たされ、薬を使わなくても変わることができたのでしょう。質問紙からは、単に被験者が薬を止めただけではなく、薬の売買を積極的に止め、他の仲間が薬の使用を止めるように実際に働きかけるといった態度に変化したことが分かります。彼らは、薬を使うと、瞑想で得られる深遠な感情が分からなくなると述べ、その感情は薬の覚醒効果や鎮静効果よりずっと楽しいものだと言っていました。

同じ質問紙で、参加者は強い酒（ワイン、ビール以外）の飲酒や喫煙習慣についても調査されました。瞑想を定期練習する以前は、参加者の六〇％が強い酒を飲み、その内四％が重度の飲酒をしていました（強い酒を一日一回以上飲酒）。瞑想して二一カ月経つと、強い酒を飲む人は約25％で、重度の飲酒者は〇・一％でした。

瞑想を始める前は約四八％が喫煙をし、二七％が重度の喫煙者でした（一日一パック以上）。二一カ月瞑想をすると劇的な改善が見られました。喫煙者は一六％となり、重度の喫煙者はわずか五・八％になりました。これらの結果は予備的で比較対照がありませんが、リラクセーション反応を用いることで飲酒と喫煙が減少したことをはっきり示しています。

この薬物使用の研究には弱点がありました。まず、研究が始まる以前に積極的に瞑想を始めたがっていた人や、瞑想を続けようと決めていた人を対象にしている点です。一体何人の人が一旦瞑想を始めたけどすぐあきらめて、薬に逆戻りしたのか分からないのです。結果の解釈を歪めるかもしれない別の要因（バイアス）もありました。被験者は、超越瞑想の指導者を目指していたので、もともと研究に大変興味を持っていた点です。また研究自体も、「後ろ向き」と呼ばれる、時間をさかのぼって調査する方法を採用しました。被験者は以前の薬物乱用歴を思い出すよう指示されたので、これらの習慣を誇張して思い起こしたり、実際の使用量を間違って思い出した可能性があります。

これらの限界点と他のバイアスを克服するため、私たちは、カンザス大学のメイナード・W・シェリー先生と協力して、大規模な「前向き」研究を行いました。前向きというのは、被験者が薬物乱用を始めてから研究が終了するまでの期間、ずっとその習慣を記録し続けることです。この前向き研究の方式は、前の段落で述べた後ろ向き研究がもつ、記憶が不正確かもしれない問題を避けることができます。この研究はマサチューセッツ州とミシガン州の指定した中学校で行われ、中学生が名前を明かさないことを条件に、自分の薬物乱用習慣や様々な心理特性に関して回答するよう質問紙テストを実施しました。それから、生徒数と地理条件で参加校を二群にマッチングしました(訳者注：マッチング＝まず生徒数と地理条件が同じ中学校を二校ずつ探してAとBにする。例えば全部で一〇〇校あれば五〇校がA、五〇校がBとなる。Aをまとめて第一群、Bをまとめて第二群にする)。第一群の中学校では、超越瞑想のプログラムが導入されました。第二群の中学校では、このコースは導入されませんでした。第一群の中学校では、薬物乱用の状況を記入する質問紙に回答し、超越瞑想を学ぶことに同意した生徒が数千人いました。しかし、実際に超越瞑想を学んだ生徒はわずか三六名で、学んでから定期的に実践したのはわずか六名でした。定期的にこの練習を行った生徒は、薬物の使用が少なく、前回の研究成果を確かめる結果となりました。しかしながら、超越瞑想は、今回研究対象となった生徒の間では、明らかに不評だったのです。おそらく、別の方法を使ってリラクセーション反応を行った方が、これらの学生の生活に合っており、もっと簡単に受け入れて練習をしてくれるでしょう。

ここまで私たちはリラクセーション反応の良い面について語り、高血圧治療に応用でき、薬物、アルコール依存、喫煙習慣を改善すると述べてきました。しかし、リラクセーション反応の定期的練習は不変の効果を生み出す訳ではないし、万能薬だと考えてはいけません。例えば、私はボストンの頭痛協会のジョン・R・グラハム先生とヘレン・P・クレムチャックと共同して別の前向き研究を行いました。研究対象者は、定期的な瞑想練習をする前に、頭痛の頻度と強度の記録と共に、瞑想をどのくらい行っているのか毎日記録してもらいました。定期的に練習している間も、毎日の記録を続けました。この研究では、重度の偏頭痛に悩まされている一七人の患者のうち、超越瞑想によりリラクセーション反応を定期的に行って症状が良くなった人は三人だけでした。一七人のうち一人が悪化し、一三人がリラクセーション反応練習を始めた前後で、頭痛の回数も薬の量も変化しませんでした。

昔の話ではありませんが、ポリオという感染症の治療に何億ドルもお金がかかっていた時代がありました。それからいく年か経つと、ノーベル賞学者のジョン・F・エンダーズ博士が、ポリオ髄膜炎ウイルスを人間の腎細胞で培養することに成功しました。そうして開発されたソークとサビンのワクチンはこの病気の膨大な経済的費用を削減しました。一人ひとりが病気にかかってから医療費を支払うのでなく、比較的安い費用で予防接種をすることで、ポリオを現代社会から効率よく一掃しました。同様に、ストレス関連疾患の予防は、個人や家族の身体的・精神的健康の面でも、社会全体の健康支出を大きく削減する意味でも、非常に重要な意味があります。リラクセーション反応を定期的に行うことで、高血圧や他の関連疾患に代表される大きな個人的苦しみや社会支出を抑えることができるのです。

第七章

身体は健康だけど精神的な悩みが多い人は、是非リラクセーション反応を行えば良いでしょう。リラクセーション反応には、日々のストレスによって起きる闘争・逃走反応を和らげる働きが、もともと備わっています。リラクセーション反応が、高血圧などの病気の治療やおそらく予防にも役立つ新しい方法として、どのように使われるべきか今まで学んできました。この章では、リラクセーション反応を起こすために必要な要素をまとめ、私たちがハーバードのソーンダイク記念病院とボストンのベス・イスラエル病院で開発した独自の方法について紹介します。繰り返しますが、どんな状態であれ病気になっている人は、リラクセーション反応を治療に応用する場合、必ず医師の治療と指導のもとで行って下さい。

リラクセーション反応をもたらす方法

第五章では、リラクセーション反応をもたらすため、西洋と東洋の宗教、カルト、大衆信仰の中で行われていた練習についてまとめました。古代の練習技法から、リラクセーション反応を起こすために必要な四つの基本要素を今まで何回か抜き出してきました。

㈠　静かな環境

できるだけ邪魔の入らない、静かで落ち着く環境を選ぶことが理想です。礼拝室などは静かな部屋として適しているでしょう。静かな環境にいると、雑念を追い払うことが簡単になり、繰り返しの言葉や句を唱える有効性が増します。

㈡　心を向ける対象

論理的で外向きの思考から心を切り替えるため、一定の刺激に心を向けることが必要になります。黙ってもしくは声に出して、音、言葉、句、を繰り返す方法や、動かない対象に見入ったりする方法があります。リラクセーション反応の練習が難しい点は、「心が乱れる」ことですが、言葉や句を繰り返すことで、だらだらと雑念が続かないよう追い払う手助けとなります。音や言葉を繰り返す場合、通常目を閉じますが、何か見つめる場合は当然ながら目を開けます。いつもの呼吸のリズムに注意を向ける方法も有効で、音や言葉を繰り返す効果が増します。

㈢　受け身の態度

余計な考えが起きたら消し去り、繰り返しや凝視に注意を向け直すようにしましょう。練習がどのくらいうまくいっているか気にしてはいけません。と言うのは、気にすることでリラクセーション反応の妨げになるからです。「あるがままに任せる」態度でいて下さい。受け身の態度は、リラクセーション反応を起こす最も重要な要素かもしれません。雑念は起きるものです。心配いりません。そういった考えが現われて気になったら、㈡で述べた方法をひたすら繰り返して下さい。こうした雑念が起きるのは、あなたが練習を正しくやっていないからではありません。予想されたことです。

㈣　楽な姿勢

筋肉の力が余計に入らないよう、楽な姿勢を取ることが大切です。座った姿勢を指導するいくつかの方法があります。ヨーガ行者のように座禅をして脚を組み練習する人もいます。

もし横になったら、眠りそうになるでしょう。第五章で述べたように、ひざまづいたり、ゆすったり、脚を組んで座ったり様々な姿勢をとるのは、眠らないようにするためだと考えられています。楽な姿勢でリラックスして下さい。

リラクセーション反応を起こすため、独特で唯一の方法などないことを頭に入れて下さい。リラクセーション反応の要素を取り入れている方法はたくさんあり、例えば超越瞑想はその一つです。しかし、超越瞑想が教えているような特別な方法や、真似できない音を出す必要はないと、私たちは考えています。ハーバードのソーンダイク記念研究室での実験では、どんな音、句、祈り、マントラを使って瞑想しても、超越瞑想中に見られたのと同じ身体変化がもたらされることを明らかにしました。その身体変化とは、酸素消費量の減少、二酸化炭素排出量の減少、呼吸数の低下です。言い換えると、基本的に必要な要素を用いる限り、昔の方法であれ現代の方法であれ、どんな集中技法を使ったかに関係なく、同じ身体変化を生み出すのです。私たちのグループはハーバードのソーンダイク記念研究室で、リラクセーション反応を起こすため、次のような指導方法を開発し、超越瞑想の練習中に観察したのと同じ身体変化が生み出されることを確認しました。この指導方法は、治療が必要な患者の血圧を下げるため、現在用いられています。この宗教に関係ない方法は、多くの歴史的な方法に見られる四つの基本要素を少し変えて、導かれたものです。私たちは、古代の知恵を一新するのではなく、科学的に正当化したいと思っているだけです。この指導方法は、私たちがボストンのベス・イスラエル病院で現在行っている研究で用いているリラクセーション反応誘発法です。

① 楽な姿勢で静かに座ります。

② 目を閉じます。

③すべての筋肉をだらりとリラックスさせます。脚から始め、順々に上がって行き、最後に顔をリラックスさせます。リラックスさせた筋肉はそのままです。

④鼻から呼吸をし、呼吸に意識を向けます。息を吐くのに合わせて、静かに「ひとつ」とつぶやきます。例えば、黙って息を吸い、「ひとつ」と言って吐き、黙って吸い、「ひとつ」と言って吐く、以下同じ事を繰り返します。楽で自然な呼吸をします。

⑤一〇分から二〇分続けます。時間を確かめるため、目を開けるのは構いませんが、目覚ましは使ってはいけません。終わっても、数分間静かに座り、最初は目を閉じたままで、後は目を開けていて下さい。すぐに立ってはいけません。

⑥深いリラックス状態にきちんと達しているか心配してはいけません。受け身の態度を続け、自然にリラックスするのを待ちましょう。雑念が入った時は、気にしないで無視するように心がけ、「ひとつ」と繰り返し言って下さい。練習を重ねれば、苦労せずリラックスできるようになります。この練習は一日一回か二回行いますが、食後二時間以内は、消化活動がリラクセーション反応の誘発を妨げるので避けるようにします。

リラクセーション反応によってもたらされる主観的な感情は、非常に個人差があります。ほとんどの人は、落ち着いていてとてもリラックスした気分になります。すぐ恍惚状態に達するという人もまれにいます。他には、楽しい、すっきりした、元気になったという感想を述べる人がいました。自分では特に変化に気づかなかった人もいました。被験者の主観的な感情が何であれ、酸素消費量の減少など身体変化が起きていることを私たちは観察しています。

リラクセーション反応を体験するのに教養や才能は関係ありません。どんな人でも怒ったり、満足したり、興奮したりするように、すべての人にはリラクセーション反応を体験する力があります。それは私たちが持っている自然の反応なのです。繰り返すと、リラクセーション反応をもたらす方法はたくさんあり、四つの基本要素にあなたの個人的な考えを取り入れれば良いのです。私たちの紹介した技法を使いながら、雑念の払い方だけは別の集中技法を用いても構いません。自分が繰り返しやすく、耳に馴染んだ言葉や句を使っても良いのです。

あなたが何か宗教を信じているのなら、祈りの言葉を使うのも良い方法です。リラクセーション反応を起こすのに必要な四つの要素を取り入れた祈り方をして下さい。第五章で示したように、すべての宗教にはそうした祈り方があると、私たちは考えます。再び強調しますが、私たちが宗教を機械的にとらえないで詳しく解釈した理由は、すべての宗教的な祈りが、この望ましい身体反応を起こすからです。むしろ、ウイリアム・ジェームスが示したように、こういった古代の祈りは、心の弱さを克服し、その葛藤を少なくする一つの方法であると、私たちは考えています。もちろん、宗教的な信念や修行には、リラクセーション反応を行うのに適さない面もたくさんあります。しかしながら、あなたが快適な限りは、自分自身の信仰の枠内で適度に祈りを利用することが悪い理由はありません。

個人個人が自分に合った方法を使おうとすると、リラクセーション反応に必要な要素に関して重点が異なってくるかもしれないし、その方法に別の練習法も取り入れないといけないかもしれません。例えば、邪魔のない静かな環境は大切です。しかしながら、地下鉄や電車でリラクセーション反応を練習することが好きな人もいます。リラクセーション反応をいつも同じ場所、同じ時間で練習しないと気が済まない人もいます。

リラクセーション反応を毎日行おうとすると、生活リズムを若干変える必要があるので、リラクセーション反応を定期的に引き起こすことは難しいと最初考える人がいます。私たちのリラクセーション反応研究では、患者はカレンダーを使いました。あなたにも役立つよう、そのカレンダーを一八一頁に書いておきました。リラクセーション反応を練習する度に印をつけるのです。

また、ベッドに寝ている時にリラクセーション反応を行うと、眠りやすくなるという人がたくさんいます。リラクセーション反応を行って睡眠薬が不用になった人もいます。しかし、この方法を使って眠った時は、リラクセーション反応を行ったのではなく、単に眠ったにすぎないことを忘れないで下さい。今まで示したように、リラクセーション反応と眠りは異なったものです。

リラクセーション反応の個人体験

あなたは「どうやって時間を取ればいいか？」と今疑問に思っているかもしれません。その疑問に答えるため、リラクセーション反応をどのように生活の中で行ったら良いか実例をいくつか示します。最初の例は、自分の職場で昼前に一〇分から一五分間リラクセーション反応をするビジネスマンです。彼は、秘書には「会議中」だと告げ、電話を一切取りつがないように頼みます。彼は出張が多いのですが、飛行機内でリラクセーション反応をよく行うそうです。ある主婦は、主人と子供たちが朝出掛けた後に、リラクセーション反応を練習しています。午後遅く主人が帰宅する前に、リラクセーション反応を再び行います。その時、子供たちには二〇分間邪魔をしないよう言い聞かせるそうです。研究者の別の女性は、朝食前にリラクセーション反応を行うため、いつも一〇分から二〇分早めに朝起きています。寝過ごした時は、仕事中にコーヒー休憩を取るかわりに、リラックス時間を作ります。同僚がコーヒーを飲みに外出する間に、静かな場所と快適な椅子を探すそうです。地下鉄通勤の行きと帰りに、リラクセーション反応の練習をする工場作業員もいます。今まで乗り過ごしたことはないと言っています。授業の合間にリラクセーション反応を行う学生もいます。一五分前に教室に行き、まだ誰もいない教室を使います。教室には他の学生が入ってこないので邪魔されないとのことです。教室が使われている時は、廊下に座ってリラクセーション反応の練習をするそうです。

リラクセーション反応を定期的に実践すると、こうした人たちの日々の生活がより豊かなものになりました。最初に紹介したビジネスマンは、朝起きてから頭にかかっていた「クモの巣が取れた」ようだと感じています。彼は、仕事上のトラブルに対して新しい見方ができるようになったとも述べています。次に紹介した主婦は、リラクセーション反応を定期的に行う前は、夕食の準備をしたり、家族のため明日の支度をするのがとても大変でした。彼女は、現在、エネルギーが増し、家族と楽しめるようになりました。研究者の例では、仕事を朝始めるのにコーヒーを二杯飲む必要がなくなり、工場作業員は、「ネジを巻き直して」家に帰れるようになったと述べています。学生は、集中力が増して授業中ほとんど眠らなくなったと言っています。彼は、リラクセーション反応の定期練習により、成績も上がりました。

リラクセーション反応をいつ行えば良いか示す実例はたくさんあります。あなたは、どの時間が練習しやすいかだけでなく、いつ練習したらリラクセーション反応が最も効果的なのか考えなくてはいけません。リラクセーション反応の定期練習は、交感神経系の過剰な活動による影響を少なくし、現代生活のさまざまな困難に上手に対処するすべを与えると、私たちは考えています。このようにしてあなたは身体反応をうまくコントロールできるようになり、不確かなことや挫折にあってもうまく対処できるようになるのです。

これから紹介する二人は、自分の抱える問題を解決したくてリラクセーション反応を定期練習した実例なのですが、どのようにしてリラクセーション反応で救われるようになったか示しています。

一人目の若い男性は、重度の不安発作を患っていたため、恐怖、神経質、恥ずかしい、緊張、心配といった感情にしばしば襲われ苦しんでいました。二カ月間リラクセーション反応を練習すると、不安発作になることがほとんどなくなりました。彼は、随分落ち着いてリラックスした感じがしたそうです。彼は、いつも練習を一日二回行っていたのですが、不安な気分が出始めた時は追加して練習しました。この練習を取り入れてから、今まで苦しんでいた感情を楽にすることができたのです。つまり、彼は、リラクセーション反応の練習が自分の生活を大きく改善したと感じました。

二番目の治療例は、中等度の高血圧をもった夫人です。彼女は、はっきりした高血圧の家族歴があったのですが、リラクセーション反応の定期練習によって血圧を下げました。彼女は、一四ヵ月以上も「ひとつ」という言葉を繰り返す練習法を用いました。彼女の発言は、リラクセーション反応は彼女にとって何であったのか、的確に示しています。

「リラクセーション反応は私の人生を大きく変えました。心や体をリラックスさせただけでなく、私の性格や生き方も変えてくれたのです。以前と比べて随分落ち着き、未知の事や自分の生き方と違うことに出くわしても、目を背けず受容的になりました。私は、自分が変わっていくことを好ましく思います。辛抱強くなり、体の健康や体力の心配をしなくなりました。心も体も強くなっていくのを感じています。自己管理が上手になりました。毎日の運動量も多くなり、生活の一部となりました。本当に今の状態を楽しんでいるのです！　アルコールをあまり飲まなくなり、薬の服用も減りました。リラクセーション反応の結果や血圧が下がったことを知ることで、自信が増してきました。私は、自分の高血圧性心臓病という家族歴を乗り越えることができるのではないかと感じています。

リラクセーション反応を練習すると、幸せで、満足し、すべてが健康に感じます。やむを得ずリラクセーション反応ができない日は、自分の態度とエネルギーに大きな差が生じるのが分かります。リラクセーション反応を練習している間は、知的活動や精神活動が良くなります。長い間引きずっていた状況や問題も、また無意識に考えていたことも、時々ひらめきが生じるのです。リラクセーション反応の練習中や直後に、創造的な考えが浮かんで来ます。一日二回、時には三回、リラクセーション反応をするのが楽しみになりました。私はリラクセーション反応に夢中で、もう止めることはできません」。

リラクセーション反応の副作用についても述べる必要があります。リラクセーション反応を起こす方法は何であれ、意味のある考えが浮かんでもその考えにはとらわれず、音、祈り、「ひとつ」という言葉、マントラなどの繰り返しに戻るよう教えます。逆に、伝統的な精神分析的な方法では、自由連想により浮かんだ考えは、自分が気づかなかった意識を呼び起こす重要な手がかりだと教えています。したがって、リラクセーション反応と精神分析で用いられる方法には相反する点がありますす。精神分析を受けている人には、雑念を無視して受け身の態度を取ることは難しいので、リラクセーション反応を起こしにくいかもしれません。

多くの瞑想団体は、仮に少しでも瞑想が為になるのなら、どんどんやればいいと基本的に教えています。瞑想を始めた人には、ずっと続けるよう指導しています。私たちの観察では、数週間続けざまに毎日数時間の瞑想をすると、多くの人が幻覚を起こすようになります。確かにそうですが、幻覚という副作用がリラクセーション反応と直接関連しているとは即断できません。というのも、こうした副作用を体験した人たちが、最初からそういった問題が起きる素因をもっていたかもしれないからです。例えば、いくつかの瞑想方法の提唱者は、まるで伝道師のように、すべての心と体の苦しみは救われると約束し、心の悩みを持った人たちを引きつけます。こうしてやって来た人達はもともと心の悩みを持っているので、集団が片寄っているのかもしれません。あるいは、リラクセーション反応を毎日何週間も過度に行うと、感覚が麻痺して幻覚を起こすのかもしれません。私たちは、一回一〇分から二〇分間のリラクセーション反応練習を一日一回か二回行った人の中で、右に述べた副作用が起きた人を一例も見たことがありません。

日常生活に必要な外の世界のプレッシャーから逃れようとして、リラクセーション反応を行うことは薦めません。適度な闘争・逃走反応は時には大切で、常に害の有るものだと考えてはいけません。それは、私たちの心と体を構成する一部であり、現代社会の多くの事に対処する有益な反応なのです。現代社会は、いつも闘争・逃走反応を起こすよう私たちに強制します。私たちは、その反応を祖先が使っていたのとは違う形で使っています。つまり、闘争・逃走反応が起きても、私たちは常に走る訳ではないし、ましてや戦う訳ではありません。せっかく闘争・逃走反応の準備ができても常には使えないので、不安や高血圧は解消されず、その関連疾患にかかってしまうと私たちは考えています。リラクセーション反応は、闘争・逃走反応の望ましくない効果を和らげ、自然なバランスを取ってくれます。あなたがリラクセーション反応を定期的に行ったら、受け身で引込み思案な人間となり、現実世界の適応力や達成能力が低下するとは、私たちは決して思いません。そうでなく、私たちの経験では、リラクセーション反応を定期的に行っている人は、おそらく闘争・逃走反応がもたらしている状況に効果的に対処できるようになっています。リラクセーション反応の身体効果によって、いつも体がバランスの取れた状態となり、困難な状況に対してより上手に対処できるようになると私たちは信じています。このリラクセーション反応を定期的に続ける限り、バランスの取れた状態を維持できます。祈り、超越瞑想、またはこの本で紹介した方法のどの手法を用いたとしても、もし定期練習を止めてしまったら、数日でその効果の恩恵を被らなくなるでしょう。リラクセーション反応は止めずに継続して下さい。

第八章

この本を通じて、リラクセーション反応は誰でも手軽に始めて、使うことのできる自然の恵みであることを示してきました。心理学、生理学、医学、歴史学の間に古くからあった溝を埋め、リラクセーション反応は生まれつき備わった能力であることを検証してきました。

リラクセーション反応は、人類共通の能力です。その反応は歴史が始まって以来、西洋や西洋の宗教の中で行われてきましたが、あなたはそういった儀式や秘儀を用いなくてもリラクセーション反応を起こすことができます。日常生活から宗教的作法や信仰心が消えていくにしたがって、リラクセーション反応の体験は忘れられてきました。しかし、私たちはその恩恵を簡単に取り戻すことができます。

私たちは、世界の多くの人たちに比べると恵まれている生活を当たり前のように享受しています。しかしこの豊かさの中でも個人個人には、不幸な気持ちが蔓延しています。どんなに成功しても、どんなに物質的に恵まれても、決して満足しないようです。どんな対価を支払っても、成功し昇進しなければならないというゲームの命題が、現代社会に深く浸透しているからではないでしょうか。そのゲームでは、ひたすら外で働き、できるだけ多くの物を手に入れ、現状に満足してはいけません。仕事の成功や成果に応じて相応の金銭を受け取るという、私たちの社会のしくみは理想的です。しかし、目標を達成してお金持ちになった人でも、さらに高い目標を設定し、満足することはありません。彼らは、生活を脅かすような挫折に見舞われ、生き方を変えなくてはいけない目にしばしば会います。昇進せず、お金がない人であっても、生き方を変えなくてはいけない時があります。不満や退屈に悩まされていたり、失業している時は、まさに生き方を変えなくてはいけない状況にいると考えなくてはいけません。

生き方を変えなくてはいけない例は無数にあります。私たちの社会では、欲しい物をできるだけ多く、できるだけ速く手に入れたいと思っているので、リラックスしたり色々な問題にじっくり取り組む時間がありません。問題が大きくなってから、状況を迅速に把握して簡単に解決しようとします。例えば、私たちは、しばしば薬を服用して問題を解決しようとします。これは行き過ぎた広告の影響もあります。あなたがテレビをつけると、広告が流れ、問題解決の方法が繰り返し示されます。あなたがもし緊張、痛み、不眠などに悩んでいたら、錠剤やカプセルを購入するだけで、問題がなくなると考えるでしょう。

では私たちの不安やストレス感は、どのようにしたら直せるのでしょうか？　私たちがすべきなのは、リラクセーション反応を定期的に実践することではないでしょうか。あなたが、リラクセーション反応は現代社会のもつ有害な精神的身体的影響を効果的に和らげるという働きを理解したなら、リラクセーション反応の定期練習はあなたの人生で大切な役割を果たします。もしあなたがリラクセーション反応を定期的に練習したら、それはあなたの毎日の生活の一部となり、交感神経系の活動が亢進する事態に出くわしても、その活動を和らげ体を静めてくれます。この興奮作用を和らげるためには、生まれつき備わっている体の働きを使うだけで良いのです。

現代社会は、闘争・逃走反応を起こす方向にばかり向いています。闘争・逃走反応が、毎日の困難な状況に反応し、繰り返し無意識に引き起こされるのとは違って、リラクセーション反応は、時間を取り、意識的に努力しないと起きません。私たちの社会は、リラックセーションの重要性についてあまり気にしてきませんでした。休みをとる労働者は、非生産的で怠け者だと思われているからだと思います。私たちの社会は同時に、リラクセーション反応を起こす多くの伝統的な方法を失ってきました。古代の人が行っていた祈りや瞑想は、歴史の遺産となってしまいました。私たちの社会は、この上ない速さで変化しており、今日ますますリラクセーション反応が必要とされています。社会はリラクセーション反応の時間を認めるべきです。コーヒー休憩を取る代わりに、「リラクセーション反応」の時間を取り、この生まれつきの力を日々の生活に取りいれることはおかしいでしょうか？　その反応を起こすため、自分の好みに最も合った方法を選べば良いのです。宗教に関係あってもなくても、東洋の手技でも何でも良いのです。リラクセーション反応を毎日の生活に取り入れ直すことで、私たち皆が大きな恩恵を受けるでしょう。現在多くの人は、この画期的で生まれつき備わっている財産に気づいていないだけですし、活用していないだけなのです。

（表）リラクセーション反応を毎日行いたい人は、このカレンダーを使うと便利かもしれません。

	第一週	第二週	第三週	第四週	第五週
日					
月					
火					
水					
木					
金					
土					

リラクセーション反応を練習する度に、所定の場所に✓マークを付けて下さい。

訳者あとがき

ボストンでベンソン先生に初めて会ったのは、一九九八年の八月でした。当時、私はハーバード大学公衆衛生大学院で行われていた夏期講習に参加しながら、秋からの留学先を探していました。最初、彼は返事をしてくれませんでした。しかしあきらめず、何故ベンソン先生のもとで働かなくてはいけないのか、一緒に仕事をすることでお互いどのようなメリットがあるのか手紙に書きました。すると数日して研究主任のグレゴリー・フリショーン先生から連絡がありました。フランス訛りのあるその先生は、日本訛りのある私の話を真剣に聞いてくれました。その後、何回か話し合い、納得した彼は、ベンソン先生と面会する時間をすぐ作りました。ベンソン先生は旧知の友達のように優しく接してくれ、その場で病院長に連絡を取り、割り当てのなかった研究員の枠を一つ空けてくれました。

あれから二年半経ちました。ベンソン先生の隣の部屋に机を構え、多くのことを彼から学びました。彼が主催した大学講義や市民向け講演にもすべて参加しました。会場はいつも満員で、人が入りきれないこともしばしばありました。冗談ではなく、ベンソン先生の話に聞き入って涙する聴衆が何人もいました。ベンソン先生は、この本に紹介されている医学の三本脚の椅子(内科的治療法、外科的治療法、セルフケア）について、繰り返し熱心に説明しました。そしてどんな状況に置かれても、自分の可能性を信じ、前向きに生きていくよう説きました。意地悪な質問が飛ぶことも何度かありましたが、ベンソン先生は常に冷静に、科学的な根拠をもとにしながら、質問に答えていました。

ベンソン先生は、その人当たりの良い優しい性格だけでなく、自分の主張を断固貫く強さを持っていました。序章に書かれている彼の経歴を読めば、そのことが伝わると思います。一例を挙げますと、一九九八年の冬にベンソン先生は連邦上院議院と下院議院に招かれ、心身医学の大切さについて証言したのですが、国会議員達の反応は最初は良くありませんでした。しかし、ベンソン先生は粘り強く交渉し、何度もワシントンに足を運びました。そして遂に、一五億円（一二八五万ドル）の年次予算を付けることに成功し、ハーバード心身医学研究所をモデルとした心身医学センターが全米各地に設立されることになったのです（四〇、四一頁参照）。

ベンソン先生は、研究面でも、偉大な業績を出し続けています。*Nature, Science, Lancet, New England Journal of Medicine* など最高レベルの科学誌に、数々の研究成果を載せています。また、後人の指導にも優れ、多くの医学研究者を育ててきました。研究主任だったフリショーン先生は、今は全米の健康政策をリードするカーターセンターの精神保健プログラム所長となって活躍しています。私自身も、ハーバード大学医学部の常勤講師となり、心身医学研究所の教育・研究活動を任されるようになりました。新しく研究主任になったリチャード・クレイディン先生のもと、リラクセーション反応についての新規プロジェクトが続々と立ち上がっています。これらの成果は、さらに心身医学を発展させるものになると確信しています。

この本を翻訳するに当たって一つ懸念したことがあります。リラクセーション反応の身体的な説明は良いとしても、その心理的なメカニズム、特に、宗教などの信仰心や民族の伝統についての説明が、日本人には受け入れにくく、誤解する人がいないかということです。ベンソン先生は、いかなる宗教、文化、伝統に対しても偏見を持たず、書物の記載を原文のまま引用し、信じる要素は不変であると説きました。その事が逆に、神や神秘的体験が強調されたように受け止められ、何か思想書のように思われてしまうのではないかと、心配したのです。この本『リラクセーション反応』はあくまで、一般向けに書かれた平易な医学解説書です。特に第五章に世界中の宗教について紹介されていますが、それはあくまで参考資料です。この本の真のメッセージは、序章で繰り返し述べられています。主題が分からなくなったら、是非序章を読み返して下さい。

本章を読み進めると、その一貫した執筆スタイルから、ベンソン先生の研究者としての姿勢を感じることができます。一つ一つの研究結果を省略せず正確に記載している点や、ポイントを何度も繰り返している点や、明らかになったこととそうでないことを適切に考察している点などが例として挙げられます。リラクセーションの大切さを説いた本は数多くありますが、これほど緻密に説得力を持って解説した本はないのではないでしょうか。この本を読むことで、リラクセーション反応の意味をとことん追求することができ、ストレス対処や心身医学、引いては医学のあり方について深く考えることができます。健康に関心がある方はもちろん、学生、研究者、医療従事者の方にも十分対応できる内容だと考えます。

訳者を代表して後書きを書かせて頂きましたが、共訳者である東京大学医学部心療内科教授の久保木富房先生と助教授の熊野宏昭先生は、私が学生時代から御指導頂いている良き恩師であり、先輩であります。長年のお付き合いですので、翻訳の整合性や連携は問題なかったと自負しています。また、星和書店の岡部浩様、石澤雄司様には版権、編集等多くの労を頂きました。『リラクセーション反応』は一九七五年に初版が発行され、三八版まで改定がなされたあと、今回、改定拡大版として新しく出版されたものです。先版に関しては、一九七七年に旺文社から『ベンソン博士のリラックス反応』というタイトルで弘田雄三先生が翻訳出版しましたが、残念ながら現在廃版となっています。先版が出てから二〇年以上の月日が経ち、医学も大きく変わってきました。ベンソン先生と相談し、今回改めて『リラクセーション反応』を翻訳することにしました。ベンソン先生のメッセージを間違いなく伝えたかったので、原文に忠実な訳を心がけました。逆に読みにくい点などあるかもしれません。また固有名詞や用語などの訳が不適切な点があるかもしれません。御意見や誤り等ありましたら御指摘下さい(http：//members.aol.com/Mindbodyjapan)。

私も心身医学研究所を旅立つ時がやってきました。先日、ベンソン先生に「この本の翻訳が心身医学研究所での最後の仕事かもしれません」と言ったら、怒られました。「それは違う。遠く離れていても私たちは一緒に働いているのだ」と。日本でも、ストレスや心身の相関についての関心は確かに高まってきましたが、まだまだ心身医学の理解は十分でありません。これからも、私たちの戦いは続きます。しかし、私たちの仕事を後押しするのは皆様読者の方々です。是非、この『リラクセーション反応』を読み、御自身でもリラクセーション反応を実践してみて下さい。この考え方はすばらしいという皆様の声が、私たちの力となり、薬と外科的治療に偏重した現代医学に、患者重視の全人的医療とセルフケアという一つの大きな柱を打ち立てることができるのです。

二〇〇一年三月二〇日
帰国直前のボストン・ローガン国際空港にて
訳者を代表して　中尾睦宏

Wallace, R. K.; Benson, H.; and Wilson, A. F. "A Wakeful Hypometabolic Physiologic State." *American Journal of Physiology* 221 (1971): 795–799.

Wallace, R. K.; Benson, H.; Wilson, A. F.; and Garrett, M. D. "Decreased Blood Lactate During Transcendental Meditation." *Federation Proceedings* 30 (1971): 376.

Weitzenhoffer, A. M., and Hilgard, E. *Stanford Hypnotic Suggestibility Scale.* Palo Alto: Consulting Psychologists Press, 1959.

Wenger, M. A.; Bagchi, B. K.; and Anand, B. K. "Experiments in India on 'Voluntary' Control of the Heart and Pulse." *Circulation* 24 (1961): 1319–1325.

Wheelis, A. *The Quest for Identity.* New York: W. W. Norton, 1958.

Whitehorn, J. C.; Lundholm, H.; Fox, E. L.; and Benedict, F. G. "The Metabolic Rate in Hypnotic Sleep." *New England Journal of Medicine* 206 (1932): 777–781.

Zwemer, S. M. *A Moslem Seeker after God.* New York: Fleming H. Revell, 1920.

Tucker, W. I. "Psychiatric Factors in Essential Hypertension." *Diseases of the Nervous System* 10 (1949): 273–278.

Underhill, E. *Mysticism.* London: Methuen, 1957.

United States Department of Health, Education, and Welfare, Vital and Health Statistics. *Mortality Trends for Leading Causes of Death* (DHEW) Publication No. [HRA] 74–1853. Series 20. No. 16. Washington, D.C.: Government Printing Office, 1974.

Uvnas, B. "Cholinergic Vasodilator Nerves." *Federation Proceedings* 25 (1966): 1618–1622.

Valentin, J. *The Monks of Mt. Athos.* Translated by D. Athill. London: Andre Deutsch, 1960.

Veterans Administration Cooperative Study Group on Antihypertensive Agents. "Effects of Treatment on Morbidity in Hypertension. I. Results in Patients with Diastolic Blood Pressures Averaging 115 Through 129 mm Hg." *Journal of the American Medical Association* 202 (1967): 1028–1034.

Veterans Administration Cooperative Study Group on Antihypertensive Agents. "Effects of Treatment on Morbidity in Hypertension. II. Results in Patients with Diastolic Blood Pressure Averaging 90 Through 114 mm Hg." *Journal of the American Medical Association* 213 (1970): 1143–1152.

Wallace, R. K. "Physiological Effects of Transcendental Meditation." *Science* 167 (1970): 1751–1754.

Wallace, R. K., and Benson, H. "The Physiology of Meditation." *Scientific American* 226 (1972): 84–90.

Stamler, J.; Berkson, D. M.; Lindberg, H. A.; Miller, W. A.; Stamler, R.; and Collette, P. "Socioeconomic Factors in the Epidemiology of Hypertensive Disease." In *The Epidemiology of Hypertension,* edited by J. Stamler; R. Stamler; and T. N. Pullman, pp. 289–313. New York: Grune and Stratton, 1967.

Sugi, Y., and Akutsu, K. "Studies on Respiration and Energy-Metabolism During Sitting in Zazen." *Research Journal of Physical Education* 12 (1968): 190–206.

Syme, S. L.; Hyman, M. M.; and Enterline, P. E. "Some Social and Cultural Factors Associated with the Occurrence of Coronary Heart Disease." *Journal of Chronic Diseases* 17 (1964): 277–289.

"Sympathetic Activity in Essential Hypertension" (editorial). *New England Journal of Medicine* 288 (1973): 627–629.

Tart, C. T. "Patterns of Basal Skin Resistance During Sleep." *Psychophysiology* 4 (1967): 35–39.

Thomas, C. B. "The Psychological Dimensions of Hypertension." In *The Epidemiology of Hypertension,* edited by J. Stamler; R. Stamler; and T. N. Pullman, pp. 332–339. New York: Grune and Stratton, 1967.

Thoreau, H. D. *Walden.* Princeton, N.J.: Princeton University Press, 1971.

Toffler, A. *Future Shock.* New York: Random House, 1970.

"Transcendental Meditation" (editorial). *Lancet* i (1972): 1058–1059.

Triminham, J. S. *Sufi Orders in Islam.* Oxford: Clarendon Press, 1971.

Bill. Office of the Director. Office of Behavioral and Social Sciences Research. (Associated Bill S. 2440). 1999.

Shapiro, A. P., and Horn, P. W. "Blood Pressure, Plasma Pepsinogen, and Behavior in Cats Subjected to Experimental Production of Anxiety." *Journal of Nervous and Mental Disease* 122 (1955): 222–231.

Shapiro, D.; Schwartz, G. E.; and Benson, H. "Biofeedback: A Behavioral Approach to Cardiovascular Self-Control." In *Contemporary Problems in Cardiology,* Vol. 1, *Stress and the Heart,* edited by R. S. Eliot, pp. 279–292. Mt. Kisco, New York: Futura, 1974.

Shapiro, D.; Tursky, B.; Gershon, E.; and Stern, M. "Effects of Feedback and Reinforcement on the Control of Human Systolic Blood Pressure." *Science* 163 (1969): 588–590.

Shiomi, K. "Respiratory and EEG Changes by Contention of Trigent Burrow." *Psychologia* 12 (1969): 24–28.

Simonson, E., and Brozek, J. "Russian Research on Arterial Hypertension." *Annals of Internal Medicine* 50 (1959): 129–193.

Skinner, B. F. *Science and Human Behavior.* New York: Macmillan, 1953.

Sokolow, M.; Kalis, B. L.; Harris, R. E.; and Bennett, L. F. "Personality and Predisposition to Essential Hypertension." In *The Pathogenesis of Essential Hypertension. Proceedings of the Prague Symposium,* edited by J. H. Cort, pp. 143–153. Prague: State Medical Publishing House, 1961.

Spurgeon, C. F. E. *Mysticism in English Literature.* Port Washington: Kennikat Press, 1970.

Ruskin, A.; Beard, O. W.; and Schaffer, R. L. "Blast Hypertension. Elevated Arterial Pressures in the Victims of the Texas City Disaster." *American Journal of Medicine* 4 (1948): 228–236.

Saddhatissa, H. *The Buddha's Way*. London: Allen and Unwin, 1971.

St. Augustine. *The Confessions of St. Augustine*. Translated by E. B. Pusey. London: Everyman's Library. 1966.

Saint Teresa of Jesus. *The Way of Perfection*. Translated by A. D. Carmelite. Edinborough: Joseph Leighton, 1941.

Sanborn, F. B. *Familiar Letters of Henry David Thoreau*. Boston: Houghton Mifflin, 1894.

Scholem, G. G. *Jewish Mysticism*. New York: Schocken Books, 1967.

Scotch, N. A. "Sociocultural Factors in the Epidemiology of Zulu Hypertension." *American Journal of Public Health and the Nation's Health* 53 (1963): 1205–1213.

Scotch, N.A., and Geiger, H. J. "The Epidemiology of Essential Hypertension. A Review with Special Attention to Psychologic and Sociocultural Factors. (II) Psychologic and Sociocultural Factors in Etiology." *Journal of Chronic Diseases* 16 (1963): 1183–1213.

Segal, J., ed. *Mental Health Program Report: 5*. Washington, D.C.: National Institute of Public Health, 1971.

Selye, H. *Stress without Distress*. Philadelphia: J. B. Lippincott, 1974.

Senate Rpt. 105–300. Departments of Labor, Health and Human Services, and Education and Related Agencies Appropriation

Roberts, A. H.; Kewman, D. G.; Mercier, L.; and Hovell, M. "The Power of Nonspecific Effects in Healing: Implications for Psychosocial and Biological Treatments." *Clinical Psychology Review* 13 (1993): 375–391.

Robin, E. D.; Whaley, R. D.; Crump, C. H.; and Travis, D. M. "Alveolar Gas Tensions, Pulmonary Ventilation and Blood pH During Physiologic Sleep in Normal Subjects." *Journal of Clinical Investigation* 37 (1958): 981–989.

Rosenman, R. H., and Friedman, M. "Behavior Patterns, Blood Lipids, and Coronary Heart Disease. *Journal of the American Medical Association* 184 (1963): 934–938.

Rosenman, R. H.; Friedman, M.; Straus, R.; Wurm, M.; Jenkins, D.; and Messinger, H. "Coronary Heart Disease in the Western Collaborative Group Study." *Journal of the American Medical Association* 195 (1966): 86–92.

Rosenman, R. H.; Friedman, M.; Straus, R.; Wurm, M.; Kositechek, R.; Hahn, W.; and Werthessen, N. T. "A Predictive Study of Coronary Heart Disease." *Journal of the American Medical Association* 189 (1964): 15–22.

Ross, F. H. *Shinto, The Way of Japan*. Boston: Beacon Press, 1965.

Ross, R., and Glomset, J. A. "Atherosclerosis and the Arterial Smooth Muscle Cell." *Science* 180 (1973): 1332–1339.

Rousch, W. "Herbert Benson: Mind-Body Maverick Pushes the Envelope." *Science* 276 (1997): 357–359.

Rushmer, R. F. *Cardiovascular Dynamics*. Philadelphia: W. B. Saunders, 1961.

Essential Hypertension." *Journal of the American Medical Association* 144 (1950): 295–298.

Patel, C. H. "Yoga and Biofeedback in the Management of Hypertension." *Lancet* ii (1973): 1053–1055.

———. "12–Month Follow-up of Yoga and Biofeedback in the Management of Hypertension." *Lancet* i (1975): 62–64.

Pitts, F. N., Jr., and McClure, J. N., Jr. "Lactate Metabolism in Anxiety Neurosis." *New England Journal of Medicine* 277 (1967): 1329–1336.

Rahe, R. H. "Subjects' Recent Life Changes and Their Near-Future Illness Reports." *Annals of Clinical Research* 4 (1972): 250–265.

Ramamurthi, B. "Yoga: An Explanation and Probable Neurophysiology." *Journal of the Indian Medical Association* 48 (1967): 167–170.

Reschtschaffen, A.; Kales, A.; Berger, R. J.; Dement, W. C.; Jacobson, A.; Johnson, L. C.; Jouvet, M.; Monroe, L. J.; Oswald, I.; Roffward, H. P.; Roth, B.; and Walter, R. D. *A Manual of Standardized Terminology, Technique and Scoring System for Sleep Stages of Human Subjects.* Washington, D.C.: U.S. Government Printing Office (Public Health Service), 1968.

Rierenbaum, M. L.; Fleischman, A. I.; Raichelson, R. I.; Hayton, T.; Watson, P. B. "Ten-Year Experience of Modified-Fat Diets on Younger Men with Coronary Heart Disease." *Lancet* i (1973): 1404–1407.

Robbins, P. R. "Personality and Psychosomatic Illness: A Selective Review of Research." *Genetic Psychology Monographs* 80 (1969): 51–90.

Needleman, J. *The New Religions.* Garden City, N.Y.: Doubleday, 1970.

NIH Technology Assessment Panel on Integration of Behavioral and Relaxation Approaches into the Treatment of Chronic Pain and Insomnia. *Journal of the American Medical Association* 276 (1996): 313–318.

Norwich, J. J., and Sitwell, R. *Mount Athos.* New York: Harper & Row, 1966.

Organ, T. W. *The Hindu Quest for the Perfection of Man.* Athens, Ohio: Ohio University Press, 1970.

Ornstein, R. E. *The Psychology of Consciousness.* San Francisco: W. H. Freeman, 1972.

Ostfeld, A. M., and Lebovits, B. Z. "Personality Factors and Pressor Mechanisms in Renal and Essential Hypertension." *Archives of Internal Medicine* 104 (1959): 43–52.

———. "Blood Pressure Lability: A Correlative Study." *Journal of Chronic Diseases* 12 (1960): 428–439.

Ostfeld, A. M., and Shekelle, R. B. "Psychological Variables and Blood Pressure." In *The Epidemiology of Hypertension,* edited by J. Stamler; R. Stamler; and T. N. Pullman, pp. 321–331. New York: Grune and Stratton, 1967.

Osuna, F. F. D. *The Third Spiritual Alphabet.* New York: Benziger Brothers, 1931.

Otto, R. *Mysticism East and West: A Comparative Analysis of the Nature of Mysticism.* New York: Macmillan, 1932.

Palmer, R. S. "Psyche and Blood Pressure. One Hundred Mental Stress Tests and Fifty Personality Surveys in Patients with

Louis, W. J.; Doyle, A. E.; and Anavekar, S. "Plasma Norepinephrine Levels in Essential Hypertension." *New England Journal of Medicine* 288 (1973): 599–601.

Lowell, P. *The Soul of the Far East.* Boston: Houghton Mifflin, 1892.

Luthe, W., ed. *Autogenic Therapy.* Vols. 1–5. New York: Grune and Stratton, 1969.

Maddocks, I. "The Influence of Standard of Living on Blood Pressure in Fiji." *Circulation* 24 (1961): 1220–1223.

Maharishi Mahesh Yogi. *The Science of Being and Art of Living.* London: International SRM Publications, 1966.

Marzetta, B. R.; Benson, H.; and Wallace, R. K. "Combatting Drug Dependency in Young People; A New Approach." *Counterpoint* 4 (1972): 13–36.

Miall, W. E.; Kass, E. H.; Ling, J.; and Stuart, K. L. "Factors Influencing Arterial Pressure in the General Population in Jamaica." *British Medical Journal* 2 (1962): 497–506.

Miall, W. E., and Oldham, P. D. "Factors Influencing Arterial Blood Pressure in the General Population." *Clinical Science* 17 (1958): 409–444.

Miller, N. E. "Learning of Visceral and Glandular Responses." *Science* 163 (1969): 434–445.

Molen, R. V.; Brewer, G.; Honeyman, M. F.; Morrison, J.; and Hoobler, S. W. "A Study of Hypertensive Twins." *American Heart Journal* 79 (1970): 454–457.

Naranjo, C., and Ornstein, R. E. *On the Psychology of Meditation.* New York: Viking Press, 1971.

Kleitman, N. *Sleep and Wakefulness*. Chicago: University of Chicago Press, 1963.

Kreider, M. B., and Iampietro, P. F. "Oxygen Consumption and Body Temperature During Sleep in Cold Environments." *Journal of Applied Physiology* 14 (1959): 765–767.

Kroenke, K., and Mangelsdorff, A. D. "Common Symptoms in Ambulatory Care: Incidence, Evaluation, Therapy and Outcome." *American Journal of Medicine* 86 (1989): 262–266.

Langford, H. G.; Watson, R. L.; and Douglas, B. H. "Factors Affecting Blood Pressure in Population Groups." *Transactions of the Association of American Physicians* 81 (1968): 135–146.

Lapin, B. A. "Response of the Cardiovascular System of Monkeys to Stress." *Acta Cardiologica* II (1965): 276–280.

Laragh, J. H. "Recent Advances in Hypertension." *American Journal of Medicine* 39 (1965): 616–645.

Lennard, H. L., and Glock, C. Y. "Studies in Hypertension. VI. Differences in the Distribution of Hypertension in Negroes and Whites; An Appraisal." *Journal of Chronic Diseases* 5 (1957): 186–196.

Levander, V. L.; Benson, H.; Wheeler, R. C.; and Wallace, R. K. "Increased Forearm Blood Flow During a Wakeful Hypometabolic State." *Federation Proceedings* 31 (1972): 405.

Levene, H. I.; Engel, B. T.; and Pearson, J. A. "Differential Operant Conditioning of Heart Rate." *Psychosomatic Medicine* 30 (1968): 837–845.

Levine, S. A. "Angina Pectoris in Father and Son." *American Heart Journal* 66 (1963): 49–52.

Kannel, W. B.; Dawber, T. R.; Kagan, A.; and Revotskie, N. "Factors of Risk in the Development of Coronary Heart Disease—Six Year Follow-up Experience." *Annals of Internal Medicine* 55 (1961): 33–50.

Kannel, W. B.; Schwartz, M. J.; and McNamara, P. M. "Blood Pressure and Risk of Coronary Heart Disease: The Framingham Study." *Diseases of the Chest* 56 (1969): 43–52.

Karambelkar, P. V.; Vinekar, S. L.; and Bhole, M. V. "Studies on Human Subjects Staying in an Air-tight Pit." *Indian Journal of Medical Research* 56 (1968): 1282–1288.

Kasamatsu, A., and Hirai, T. "An Electroencephalographic Study on the Zen Meditation (Zazen)." *Folia Psychiatrica et Neurologica Japonica* 20 (1966): 315–336.

Kass, E. H., and Zinner, S. H. "How Early Can the Tendency Toward Hypertension be Detected?" *Milbank Memorial Fund Quarterly* 47 (1969): 143–152.

Katkin, H. S., and Murray, E. N. "Instrumental Conditioning of Autonomically Mediated Behavior: Theoretical and Methodological Issues." *Psychological Bulletin* 70 (1968): 52–68.

Keith, R. L.; Lown, B.; and Stare, F. J. "Coronary Heart Disease and Behavior Patterns." *Psychosomatic Medicine* 27 (1965): 424–434.

Kezdi, P. "Etiologic Mechanisms in Prehypertension." *Current Theory of Research and Clinical Experimentation* 5 (1963): 553–563.

———. "Neurogenic Control of the Blood Pressure in Hypertension." *Cardiologia* 51 (1967): 193–203.

James, W. *Letters*. Boston: Atlantic Monthly Press, 1920.

———. *The Varieties of Religious Experience*. New York: New American Library, 1958.

Jana, H. "Energy Metabolism in Hypnotic Trance and Sleep." *Journal of Applied Physiology* 20 (1965): 308–310.

———. "Effect of Hypnosis on Circulation and Respiration." *Indian Journal of Medical Research* 55 (1967): 591–598.

Jenkins, C. D.; Rosenman, R. H.; and Friedman, M. "Development of an Objective Psychological Test for the Determination of the Coronary-Prone Behavior Pattern in Employed Men." *Journal of Chronic Diseases* 20 (1967): 371–379.

John of Ruysbroeck. *The Adornment of the Spiritual Alphabet*. Translated by C. A. Wynschenk. London: J.M. Dent & Sons, 1916.

Johnson, R. C. *Watcher on the Hills*. New York: Harper and Brothers, 1959.

Johnston, W. *Christian Zen*. New York: Harper & Row, 1971.

Jones, M., and Mellersh, V. "Comparison of Exercise Response in Anxiety States and Normal Controls." *Psychosomatic Medicine* 8 (1946): 180–187.

Kalis, B.; Harris, R.; Bennett, L. F.; and Sokolow, M. "Personality and Life History Factors in Persons Who Are Potentially Hypertensive." *Journal of Nervous and Mental Disease* 132 (1961): 457–468.

Kamiya, J. "Operant Control of the EEG Alpha Rhythm and Some of Its Reported Effects on Consciousness." In *Altered States of Consciousness*, edited by C. T. Tart, pp. 507–517. New York: John Wiley & Sons, 1969.

Hess, W. R. *The Functional Organization of the Diencephalon.* New York: Grune and Stratton, 1957.

Hess, W. R., and Brugger, M. "Das Subkortikale Zentrum der Affektiven Abwehrreaktion." *Helvetica Physiologica et Pharmacologica Acta* 1 (1943): 33–52.

Heymans, C.; Bouckaert, L.; and Dautrebande, L. "Sur la Regulation Reflexe de la Circulation par les Nerfs Vasosensibles du Sinus Carotidien." *Archives Internationales de Pharmacodynamie et de Therapie* 40 (1931): 292–343.

Hilton, S. M. "Hypothalamus Regulation of the Cardiovascular System." *British Medical Bulletin* 22 (1966): 243–248.

Hinkle, L. E., and Wolff, G. E. "The Role of Emotional and Environmental Factors in Essential Hypertension." In *The Pathogenesis of Essential Hypertension. Proceedings of the Prague Symposium,* edited by J. H. Cort, pp. 129–143. Prague: State Medical Publishing House, 1961.

Hoenig, J. "Medical Research on Yoga." *Confinia Psychiatrica* II (1968): 69–89.

Holmes, T. H., and Rahe, R. H. "The Social Readjustment Rating Scale." *Journal of Psychosomatic Research* 11 (1967): 213.

Huang Ti Nei Ching Su Wên. The Yellow Emperor's Classic of Internal Medicine. Translated by Ilza Veith. Berkeley: University of California Press, 1966.

Ishiguro, H. *The Scientific Truth of Zen.* Tokyo: Zenrigaku Society, 1964.

Jacobson, E. *Progresssive Relaxation.* Chicago: University of Chicago Press, 1938.

States Public Health Service and Michigan Heart Association (HS 00164–05), January, 1970. pp. 1–26.

Harris, R. E., and Singer, M. T. "Interaction of Personality and Stress in the Pathogenesis of Essential Hypertension." *Hypertension, Proceedings of the Council of High Blood Pressure Research* 16 (1967): 104–115.

Harris, R. E.; Sokolow, M.; Carpenter, L. B.; Freedman, M.; and Hunt, S. P. "Response to Psychologic Stress in Persons Who are Potentially Hypertensive." *Circulation* 7 (1953): 874–879.

Hart, J. T. "Autocontrol of EEG Alpha." *Psychophysiology* 4 (1968): 506.

Hawkins, D. R.; Puryeur, H. B.; Wallace, C. D.; Deal, W. B.; and Thomas, E. S. "Basal Skin Resistance during Sleep and 'Dreaming.' " *Science* 136 (1962): 321–322.

Henry, J. P., and Cassel, J. C. "Psychosocial Factors in Essential Hypertension. Recent Epidemiologic and Animal Experimental Evidence." *American Journal of Epidemiology* 90 (1969): 171–200.

Henry, J. P.; Meehan, J. P.; and Stephens, P. M. "The Use of Psychosocial Stimuli to Induce Prolonged Systolic Hypertension in Mice." *Psychosomatic Medicine* 29 (1967): 408–432.

Herbert, J. *Shinto; at the Fountain-head of Japan*. London: Allen and Unwin, 1967.

Herd, J. A.; Morse, W. H.; Kelleher, R. T.; and Jones, T. G. "Arterial Hypertension in the Squirrel Monkey During Behavioral Experiments." *American Journal of Physiology* 217 (1969): 24–29.

Clinicians and Adult Members in a Large Health Maintenance Organization." *Western Journal of Medicine* 169 (1998): 153–161.

Gordon, T., and Devine, B. "Hypertension and Hypertensive Heart Disease in Adults. Vital and Health Statistics." Washington, D. C.: Government Printing Office (PHS Publication No. 1000), 1966. pp. 1–11.

Gordon, T., and Waterhouse, A. M. "Hypertension and Hypertensive Heart Disease." *Journal of Chronic Diseases* 19 (1966): 1089–1100.

Gorton, B. E. "Physiology of Hypnosis." *Psychiatric Quarterly* 23 (1949): 317–343, 457–485.

Graham, J. D. P. "High Blood Pressure after Battle." *Lancet* 248 (1945): 239–240.

Grollman, A. "Physiological Variations in the Cardiac Output of Man." *American Journal of Physiology* 95 (1930): 274–284.

Grosz, H. J., and Farmer, B. B. "Pitts' and McClure's Lactate-Anxiety Study Revisited." *British Journal of Psychiatry* 120 (1972): 415–418.

Gutmann, M. C., and Benson, H. "Interaction of Environmental Factors and Systemic Arterial Blood Pressure: A Review." *Medicine* 50 (1971): 543–553.

Hamilton, J. A. "Psychophysiology of Blood Pressure. I. Personality and Behavior Ratings." *Psychosomatic Medicine* 4 (1942): 125–133.

Harburg, E.; Smedes, T.; Strauch, P.; Ward, L.; Nunce, R.; Stack, A.; and Donahue, K. "Progress Report: Stress and Heredity in Negro-White Blood Pressure Differences." United

Fujisawa, C. *Zen and Shinto*. New York: Philosophical Library, 1959.

Galbraith, J. K. *The Affluent Society*. New York: New American Library, 1958.

Gampel, M. B.; Slome, C.; Scotch, N.; and Abramson, J. H. "Urbanization and Hypertension among Zulu Adults." *Journal of Chronic Diseases* 15 (1962): 67–70.

Geiger, H. J., and Scotch, N. A. "The Epidemiology of Essential Hypertension. A Review with Special Attention to Psychologic and Sociocultural Factors. (1) Biologic Mechanisms and Descriptive Epidemiology." *Journal of Chronic Diseases* 16 (1963): 1151–1182.

Gellhorn, E. *Principles of Autonomic-Somatic Interactions*. Minneapolis: University of Minnesota Press, 1967.

Gellhorn, E., and Kiely, W. F. "Mystical States of Consciousness: Neurophysiological and Clinical Aspects." *Journal of Nervous and Mental Disease* 154 (1972): 399–405.

Glock, C. Y., and Lennard, H. L. "Studies in Hypertension. V. Psychologic Factors in Hypertension: An Interpretative Review." *Journal of Chronic Diseases* 5 (1957): 174–185.

Goldblatt, H.; Lynch, J.; Hanzal, R. F.; and Summerville, W. W. "Studies of Experimental Hypertension. I. The Production of Persistent Elevation of Systolic Blood Pressure by Means of Renal Ischemia." *Journal of Experimental Medicine* 59 (1934): 347–379.

Gordon, N. P.; Sobel, D. S., and Tarazona, E. Z. "Use of and Interest in Alternative Therapies Among Adult Primary Care

Eich, R. H.; Cuddy, R. P.; Smulyan, H.; and Lyons, R. H. "Haemodynamics in Labile Hypertension." *Circulation* 34 (1966): 299–307.

Eliade, M. *Yoga: Immortality and Freedom*. Translated by W. R. Trask. London: Routledge and Kegan Paul, 1958.

Estabrooks, G. H. "The Psychogalvanic Reflex in Hypnosis." *Journal of General Psychology* 3 (1930): 150–157.

Fischer, R. "A Cartography of the Ecstatic and Meditative States." *Science* 174 (1971): 897–904.

Folkow, B., and Rubinstein, E. H. "Cardiovascular Effects of Acute and Chronic Stimulations of the Hypothalamic Defense Area in the Rat." *Acta Physiologica Scandinavica* 68 (1966): 48–57.

Forsyth, R. P. "Blood Pressure and Avoidance Conditioning. A Study of 15-day Trials in the Rhesus Monkey." *Psychosomatic Medicine* 30 (1968): 125–135.

Friedman, E. H.; Hellerstein, H. K.; Eastwood, G. L.; and Jones, S. E. "Behavior Patterns and Serum Cholesterol in Two Groups of Normal Males." *American Journal of the Medical Sciences* 255 (1968): 237–244.

Friedman, M., and Rosenman, R. H. "Association of Specific Overt Behavior Pattern with Blood and Cardiovascular Findings." *Journal of the American Medical Association* 169 (1959): 1286–1296.

Frohlich, E. D.; Tarazi, R. C.; and Dustan, H. P. Reexamination of the Hemodynamics of Hypertension." *American Journal of the Medical Sciences* 257 (1969): 9–23.

Cruz-Coke, R. "Environmental Influences and Arterial Blood Pressure." *Lancet* ii (1960): 885–886.

Dahl, L. K.; Knudson, K. D.; Heine, M.; and Leitl, G. "Hypertension and Stress." *Nature* 219 (1968): 735–736.

Datey, K. K.; Deshmukh, S. N.; Dalvi, C. P.; and Vinekar, S. L. " 'Shavasan': A Yogic Exercise in the Management of Hypertension." *Angiology* 20 (1969): 325–333.

Davis, R.C., and Kantor, J. R. "Skin Resistance During Hypnotic States." *Journal of General Psychology* 13 (1935): 62–81.

Dayton, S.; Pearce, M. L.; Hashimoto, S.; Dixon, W. J.; and Tomiyasu, U. "A Controlled Clinical Trial of a Diet High in Unsaturated Fat in Preventing Complications of Atherosclerosis." *Circulation* 40 (1969): 58–60.

Dean, S. R. "Is There an Ultraconscious Beyond the Unconscious?" *Canadian Psychiatric Association Journal* 15 (1970): 57–61.

Decker, D. G., and Rosenbaum, J. D. "The Distribution of Lactic Acid in Human Blood." *American Journal of Physiology* 138 (1942–43): 7–11.

Dudley, D. L.; Holmes, T. H.; Martin, C. J.; and Ripley, H. S. "Changes in Respiration Associated with Hypnotically Induced Emotion, Pain, and Exercise." *Psychosomatic Medicine* 26 (1963): 46–57.

Dykman, R. A., and Gantt, W. H. "Experimental Psychogenic Hypertension: Blood Pressure Changes Conditioned to Painful Stimuli (Schizokinesis)." *Bulletin of the Johns Hopkins Hospital* 107 (1960): 72–89.

Cannon, W. B. "The Emergency Function of the Adrenal Medulla in Pain and the Major Emotions." *American Journal of Physiology* 33 (1914): 356–372.

———. *Bodily Changes in Pain, Hunger, Fear and Rage.* New York: Appleton, 1929.

———. *The Way of an Investigator. A Scientist's Experiences in Medical Research.* New York: W. W. Norton, 1945.

Chan, W. *A Source Book in Chinese Philosophy.* Princeton: Princeton University Press, 1963.

Chang, C.-Y. *Creativity and Taoism.* New York: Julian Press, 1963.

Christenson, W. N., and Hinkel, L. E. "Differences in Illness and Prognostic Signs in Two Groups of Young Men." *Journal of the American Medical Association* 177 (1961): 247–253.

The Cloud of Unknowing. Translated by Ira Progoff. New York: Dell Books, 1957.

Clynes, M. "Toward a View of Man." In *Biomedical Engineering Systems,* edited by M. Clynes and J. Milsum. New York: McGraw-Hill, 1970.

Cohen, M. E., and White, P. D. "Life Situations, Emotions and Neurocirculatory Asthenia (Anxiety Neurosis, Neurasthenia, Effort Syndrome)." *Research Publications of the Association for Research in Nervous and Mental Disease* 29 (1950): 832–869.

Crasilneck, H. B., and Hall, J. A. "Physiological Changes Associated with Hypnosis: A Review of the Literature Since 1948." *International Journal of Clinical and Experimental Hypnosis* 7 (1959): 9–50.

Blair, D. A.; Glover, W. E.; Greenfield, A. D. M.; and Roddie, I. C. "The Activation of Cholinergic Vasodilator Nerves in the Human Forearm During Emotional Stress." *Journal of Physiology* 148 (1959): 633–647.

Bokser, Rabbi Ben Zion. *From the World of the Cabbalah*. New York: Philosophical Library, 1954.

Brebbia, D. R., and Altshuler, K. Z. "Oxygen Consumption Rate and Electroencephalographic Stage of Sleep." *Science* 150 (1965): 1621–1623.

Brod, J. "Essential Hypertension: Haemodynamic Observations with a Bearing on its Pathogenesis." *Lancet* ii (1960): 773–778.

———. "Haemodynamic Response to Stress and its Bearing on the Haemodynamic Basis of Essential Hypertension." In *The Pathogenesis of Essential Hypertension. Proceedings of the Prague Symposium,* edited by J. H. Cort, pp. 256–264. Prague: State Medical Publishing House, 1961.

———. "Circulation in Muscle During Acute Pressor Responses to Emotional Stress and During Chronic Sustained Elevation of Blood Pressure." *American Heart Journal* 68 (1964): 424–426.

Brod, J.; Fencl, V.; Hejl, Z.; and Jirka, J. "Circulatory Changes Underlying Blood Pressure Elevation During Acute Emotional Stress (Mental Arithmetic) in Normotensive and Hypertensive Subjects." *Clinical Science* 18 (1959): 269–279.

Brod, J.; Fencl, V.; Hejl, Z.; Jirka, J.; Ulrych, M. "General and Regional Haemodynamic Pattern Underlying Essential Hypertension." *Clinical Sciences* 23 (1962): 339–349.

Butler, C. *Western Mysticism*. London: Constable, 1922.

temporary Problems in Cardiology, Vol. 1, *Stress and the Heart,* edited by R. S. Eliot, pp. 293–302. Mt. Kisco, New York: Futura, 1974.

———. "Decreased Systolic Blood Pressure in Hypertensive Subjects Who Practiced Meditation." *Journal of Clinical Investigation* 52 (1973): 8a.

Benson, H.; Rosner, B. A.; Marzetta, B. R.; and Klemchuk, H. P. "Decreased Blood Pressure in Pharmacologically Treated Hypertensive Patients Who Regularly Elicited the Relaxation Response." *Lancet* i (1974): 289–291.

———. "Decreased Blood Pressure in Borderline Hypertensive Subjects Who Practiced Meditation." *Journal of Chronic Diseases* 27 (1974): 163–169.

Benson, H.; Shapiro, D.; Tursky, B.; and Schwartz, G. E. "Decreased Systolic Blood Pressure through Operant Conditioning Techniques in Patients with Essential Hypertension." *Science* 173 (1971): 740–742.

Benson, H.; and Stuart, E.; Staff of the Mind/Body Medical Institute. *The Wellness Book.* New York: Carol, 1992.

Benson, H., and Wallace, R. K. "Decreased Drug Abuse with Transcendental Meditation—A Study of 1,862 Subjects." In *Drug Abuse—Proceedings of the International Conference,* edited by C. J. D. Zarafonetis, pp. 369–376. Philadelphia: Lea and Febiger, 1972.

Berkson, D. M.; Stamler, J.; Lindbergh, H. A.; Miller, W.; Mathias, H.; Lasky, H.; and Hall, Y. "Socioeconomic Correlates of Atherosclerotic and Hypertensive Heart Disease." *Annals of the New York Academy of Sciences* 84 (1960): 835–850.

Populations." *American Journal of Public Health and the Nation's Health* 56 (1966): 1057–1060.

Benson, H., and Dusek, J. A. "Self-Reported Health and Illness and the Use of Conventional and Unconventional Medicine and Mind/Body Healing by Christian Scientists and Others." *Journal of Nervous and Mental Disease* 187 (1999): 540–549.

Benson, H., and Friedman, R. "Harnessing the Power of the Placebo Effect and Renaming It 'Remembered Wellness.' " *Annual Review of Medicine* 47 (1996): 193–199.

Benson, H.; Greenwood, M. M.; and Klemchuk, H. P. "The Relaxation Response: Psychophysiologic Aspects and Clinical Applications." *Psychiatry in Medicine,* 6 (1975): 87–98.

Benson, H.; Herd, J. A.; Morse, W. H.; and Kelleher, R. T. "Behaviorally Induced Hypertension in the Squirrel Monkey." *Circulation Research Supplement* 1 26–27 (1970): 21–26.

Benson, H.; Herd, J. A.; Morse, W. H.; and Kelleher, R. T. "Behavioral Induction of Arterial Hypertension and its Reversal." *American Journal of Physiology* 217 (1969): 30–34.

Benson, H.; Klemchuk, H. P.; and Graham, J. R. "The Usefulness of the Relaxation Response in the Therapy of Headache." *Headache* 14 (1974): 49–52.

Benson, H.; Lehmann, J. W.; Malhotra, M. S.; Goldman, R. F.; Hopkins, J.; and Epstein, M. D. "Body Temperature Changes During the Practice of G Tum-Mo (Heat) Yoga." *Nature* 295 (1982): 234–236.

Benson, H.; Marzetta, B. R.; and Rosner, B. A. "Decreased Blood Pressure Associated with the Regular Elicitation of the Relaxation Response: A Study of Hypertensive Subjects." In *Con-*

Beecher, H. "The Powerful Placebo." *Journal of the American Medical Association* 159 (1955): 1602–1606.

A Benedictine of Stanbrook Abbey. *Mediaeval Mystical Tradition and Saint John of the Cross.* London: Burns & Oates, 1954.

Benson, H. "Yoga for Drug Abuse." *New England Journal of Medicine* 281 (1969): 1133.

———. "Methods of Blood Pressure Recording: 1733 to 1971." In *Hypertension: Mechanisms and Management,* edited by G. Onesti; K. E. Kim; and J. H. Moyer, pp. 1– 8. New York: Grune and Stratton, 1973.

———. "Transcendental Meditation—Science or Cult?" *Journal of the American Medical Association* 227 (1974): 807.

———. "Your Innate Asset for Combatting Stress." *Harvard Business Review* 52 (1974): 49–60.

———. "Decreased Alcohol Intake Associated with the Practice of Meditation: A Retrospective Investigation." *Annals of the New York Academy of Sciences* 233 (1974): 174–177.

———. *Beyond the Relaxation Response.* New York: Times Books, 1984.

———. *Timeless Healing: The Power and Biology of Belief.* New York: Scribner, 1996.

Benson, H.; Beary, J. F.; and Carol, M. P. "The Relaxation Response." *Psychiatry* 37 (1974): 37–46.

Benson, H.; Costa, R.; Garcia-Palmieri, M. R.; Feliberti, M.; Aixala, R.; Blanton, J. A.; and Colon, A. A. "Coronary Heart Disease Risk Factors: A Comparison of Two Puerto Rican

Allison, J. "Respiration Changes During Transcendental Meditation." *Lancet* i (1970): 833–834.

Anand, B. K.; Chhina, G. S.; and Singh, B. "Some Aspects of Electroencephalographic Studies in Yogis." *Electroencephalography and Clinical Neurophysiology* 13 (1961): 452–456.

———. "Studies on Shri Ramananda Yogi During His Stay in an Air-tight Box." *Indian Journal of Medical Research* 49 (1961): 82–89.

Ashvagosha. *The Awakening of Faith.* Translated by T. Richard. London: Charles Skilton, 1961.

Astin, J. A. "Why Patients Use Alternative Medicine." *Journal of the American Medical Association* 279 (1998): 1548–1553.

Ayman, D. "The Personality Type of Patients with Arteriolar Essential Hypertension." *American Journal of the Medical Sciences* 186 (1933): 213–223.

Bagchi, B. K., and Wenger, M. A. "Electrophysiological Correlations of Some Yoga Exercises." *Electroencephalography and Clinical Neurophysiology* 7 (1957): 132–149.

Barber, T. X. "Physiological Effects of 'Hypnosis.' " *Psychological Bulletin* 58 (1961): 390–419.

Beary, J. F., and Benson, H. "A Simple Psychophysiologic Technique which Elicits the Hypometabolic Changes of the Relaxation Response." *Psychosomatic Medicine* 36 (1974): 115–120.

Becker, B. J. P. "Cardiovascular Disease in the Bantu and Coloured Races of South Africa." *South African Journal of Medical Sciences* 11 (1946): 107–120.

参考文献

Abrahams, V.C.; Hilton, S. M.; and Zbrozyna, A. W. "Active Muscle Vasodilatation Produced by Stimulation of the Brain Stem: Its Significance in the Defense Reaction." *Journal of Physiology* 154 (1960): 491–513.

———. "The Role of Active Muscle Vasodilatation in the Altering Stage of the Defense Reaction." *Journal of Physiology* 171 (1964): 189–202.

Alexander, F. "Emotional Factors in Essential Hypertension. Presentation of a Tentative Hypothesis." *Psychosomatic Medicine* 1 (1939): 173–179.

索　引

訳者紹介

中尾睦宏　Mutsuhiro Nakao, M.D., M.P.H., Ph.D.

1990 年　東京大学医学部卒業

1992 年　同心療内科医局員

1996 年　同医学系大学院修了（心身医学専攻）・助手

1998 年　ハーバード大学留学（厚生省脳科学研究推進事業，帝京大学沖永フェロー）

2000 年　同公衆衛生大学院修了（臨床疫学専攻）・医学部心身医学研究所講師

2001 年　帝京大学国際教育センター講師

主著：「この疾患をどう治すー各科からのアプローチ」，「保健学講座人間・環境系の科学」，「吉利和内科診断学」，「高血圧診療マニュアル」，「痛み」（いずれも分担執筆），他多数

熊野宏昭　Hiroaki Kumano, M.D., Ph.D.

1985 年　東京大学医学部卒業

1987 年　同心療内科医員

1995 年　同心療内科非常勤講師

　　　　東北大学大学院医学系研究科人間行動学助手

2000 年　東京大学大学院医学系研究科ストレス防御・心身医学助教授

主著：「心身医学オリエンテーションレクチャー」，「認知行動療法の理論と実際」，「性格研究の技法」，「クルズス心療内科」，「パニック障害症例集」，他多数

久保木富房　Tomifusa Kuboki, M.D., Ph.D.

1973 年　東京大学医学部卒業

1977 年　同心療内科助手

1981 年　同心療内科医局長

1986 年　同心療内科講師

1992 年　同心療内科助教授

1996 年　同心療内科教授

1997 年　同大学院医学系研究科ストレス防御・心身医学教授

主著：「強迫性障害」，「知っておきたい拒食症・過食症の新たな診療」，「拒食症の病態生理と診断・治療」，「クルズス心療内科」，「うつ診療の手びき」，他多数

著者紹介

ハーバート・ベンソン　Herbert Benson, M.D.

1961年　ハーバード大学医学部卒業

1969年　同生理学・内科講師

1970年　同内科助教授

1972年　同内科准教授

1992年　同心身医学研究所所長

主著：「The Relaxation Response」,「Beyond the Relaxation Response」,「The Mind/Body Effect」,「Your Maximum Mind」,「The Wellness Book」,「Timeless Healing」, 他多数

リラクセーション反応

2001年6月5日　初版第1刷発行
2017年2月13日　初版第2刷発行

著　者　ハーバート・ベンソン

訳　者　中尾　睦宏, 熊野　宏昭, 久保木　富房

発行者　石澤雄司

発行所　株式会社星和書店

〒168-0074　東京都杉並区上高井戸1-2-5

電話　03 (3329) 0031 (営業部) ／ 03 (3329) 0033 (編集部)

FAX　03 (5374) 7186 (営業部) ／ 03 (5374) 7185 (編集部)

http://www.seiwa-pb.co.jp

 ISBN978-4-7911-0442-0